KB011781

돈과 행복이 따르는

건강 이야기

돈과 행복이 따르는

건강 이야기

김장선 백불원·백 기 지음

bookin

책을 펴내며

돈과 행복,
건강을 찾아오게 하는
'하늘의 이법'

일상적인 현실은 늘 똑같이 되풀이된다. 해가 뜨고 지고, 어둠이 오고, 하늘에 별들이 돋았다가 사라지기 시작하면 새벽이 온다. 구름이 끼거나 비가 오는 날도 있다. 이렇게 평범하게 되풀이되는 하루 속에서 사람들은 늙어가고 병이 들고 갑작스러운 사고를 만나기도 한다. 도무지 알 수 없는 질병에 시달리기도 한다. 사람들은 불안해하며 미래를 알고 싶어 하고 특별하고 현실을 뛰어넘는 어떤 세계를 동경한다. 오래 난치병을 앓는 이들은 대체의학이나 종교적인 방법, 그리고 초능력자에게 기대곤 한다.

세간에 소문이 나 있거나 숨어 있는 초능력자들을 만나는 과정 중에서 백불원의 김장선 원장을 만났다. 그는 독특한 백불기공을 창시해서 참선과 명상 등 도법을 수행하면서 누구나 돈을 벌고 싶어 하고 행복해지고 싶어 하지만 그렇게 되지 못하는 이유를 하늘의 이법을 통해 밝힌다.

이 책은 사람들이 모두 다 바라고 원하는 돈과 행복은 건강을 통해서 비로소 찾아온다는 하늘의 이치와 백불기공의 원리를 말하고 있다. 동시에 잃어버린 건강을 회복하고 돈과 행복을 찾아오게 하는 이법을 보여주고자 한다.

2015년 봄

차례

책을 펴내며 / 돈과 행복, 건강을 찾아오게 하는 '하늘의 이법' 4

1부 대체의학의 길

대체의학의 새로운 가능성 13

무수한 초능력자들은 과연 진짜? 18

꿩 잡는 게 매다 44

난치병에 대한 치유기공의 효과 57

치유기공과 우주의 근원 64

2부 치유기공의 세계

다중인격 사회의 현상 77

다중인격에 대한 치유기공의 시각 81

백불기공의 세계로 들다 97

백불기공의 원리를 말하다 113

척박한 땅에 꽃을 피우다 126

3부 행복한 마음의 기초

돈과 욕망에 대한 태도 143

돈의 기운은 바람과 같다 157

행복한 마음의 기초 163

행복의 씨앗 176

용기가 기적이다 181

4부 어디로 와서 어디로 가는가

행복은 언제 찾아오는가? 189

성공의 기준 197

병든 영혼을 위한 도법 203

치유기공의 사례 211

어디로 와서 어디로 가는가? 240

1부

대체의학의 길

대체의학의 새로운 가능성

무수한 초능력자들은 과연 진짜?

꿩 잡는 게 매다

난치병에 대한 치유기공의 효과

치유기공과 우주의 근원

대체의학의 새로운 가능성

과학기술이 발달해서 요즘은 먼 우주에 탐사선을 보내고 깊은 바다까지 잠수함을 내려 보낸다. 관측위성과 중력파감지기, 초고속 슈퍼컴퓨터 등의 장비를 이용해서 수많은 관측 자료를 얻어서 우주와 지구의 기원을 밝힌다. 태양에서 출발한 빛이 지구까지 도달하는 데 불과 8분 20초가 걸리는 것을 누구나 알고 있다. 그러니까 지구로부터 100광년 떨어진 곳에 별이 망원경에 잡혔다면 우리는 그 별을 사실상 100년 전 별의 모습을 보

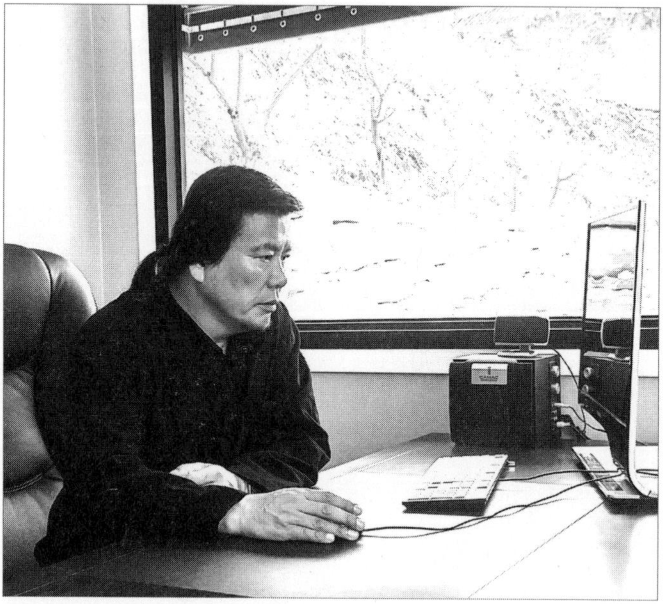

고 있는 것이다. 알다시피 1광년은 1년 동안 빛이 진행하는 거리로 약 9조5000억km이다.

천문학자들은 지금까지의 관측 자료를 통해 우주의 23%는 암흑물질이고 73%는 미지의 암흑에너지이며 나머지 4%만이 눈에 보이는 일반 물질로 이루어져 있다고 한다. 이 우주는 언젠가 수조 년이 지나면 별의 내부에서 핵융합반응이 멈추면서 모든 별들이 빛을 잃고 우주는 암흑으로 덮일 것이라고 한다. 그때, 우주는 차갑고 황량하게 변해서 아무리 지능이 뛰어난 생명체라고 해도 완전히 얼어붙어버리는 최후를 맞이하는 것이다. 이렇게 우주가 언젠가 얼어붙는다는 이론은 이미 진화론자 찰스 다윈이 말한 바 있다. 아주 먼 미래에 서서히 진행되는 우주의 모든 종말 속에서 인간이 아무리 뛰어난 능력을 가지고 있다 할지라도 더 이상 살아남을 수가 없다.

우주의 종말은 결국 지구의 종말로 이어진다. 우주의 종말, 또는 지구의 종말에 대한 이론과 주장은 현실에서 수많은 종말론 사태를 불러일으켜 왔다. 지구의 멸망론, 천국의 도래 등 다양한 사이비종교들이 주장하는 이론적 근거가 되기도 했다. 천문학자들 말대로 우주가 최후를 맞이한다 해도 그것은 먼 미래의 일이다. 당장 눈앞에서는 사람들은 일하기 위해 거리에 나서며 수많은 차들이 소음을 내는 하루 속에 살고 있다. 그와 함께 이해하기 어렵고 해석할 수 없는 일들 또한 현실에서 많이 일어난다. 현실에서는 도무지 설명이 불가능한 일이 일어나기도 하고 의학기술로 해결할 수 없는 질병들은 여전히 삶을 괴롭힌다.

이런 현상을 단박에 해석해내고 현대의 과학기술로 해결할 수 없는 문제들에 대한 대답을 찾기 위해 대체의학도 함께 발달해 왔다. 우리는 무엇인가 눈에 보이지 않는 세계가 눈에 보이는 세계 이상으로 존재하고 있다는 사실을 느끼고 있다. 누구나 눈으로 보이지 않는 세계를 알고 싶어 한다. 땅 속을 들여다보고 싶어 하고 벽 너머 무엇이 있는지 보고 싶어 한다. 현대의학으로 좀처럼 치료되지 않는 불치병이나 난치병을 가진 사람들은 이를 대체의학을 통해 치료할 수 있는 가능성을 모색한다.

아무리 과학기술이 발달했다고 하지만 내일 일을 여전히 알 수 없으니 불안감이 심해진다. 닥쳐오지 않는 자신의 운명을 알고 싶어 하고 그 운명을 멋지고 아름다운 것으로 바꾸는 특별한 방법이 없는지 궁금해하는 이들도 많다. 또한 『주역』이나 사주의 명리학, 점성술을 통해서 작게는 한 개인의 운명부터 시작해서 나라와 지구의 운명까지 예언하는 이들도 적지 않다. 그런 예언적 방법은 일상적이기도 하다. 언론에 연재되는 별자리 운세나 일일 운세는 재미로 보는 것이기도 하지만 여전히 대중적인 관심을 끌고 있다.

대체의학은 기존 제도권 밖의 의학이다. 최면이나 명상, 정신치료, 약초치료 등 주로 자연치료 방법이 많다. 대체의학은 수술과 항생제, 진통제 등의 약물치료를 중심으로 하는 서양의학 방법으로 해결해주지 못하는 많은 질병에 대해 자연치유의 방법을 주로 쓴다. 우리나라에서는 아직 국가기관에서 공식적인 인정을 받은 교육기관은 없는 실정이다. 그러나 미국에서는 기존 서양의학에서 벗어난 다양한 전통의학이나 치료법을 통칭해서 보완 및 대체의학(CAM, Complementary and Alternative Medicine)이라고 부른다. 한의학도 미국에서는 전통적인 중의학이라고 하면서 대체의학의 한 영역으로 다룬다.

대체의학에는 인도 전통의학, 인디언 전통의학, 명상요법을 비롯해 음악치료, 미술치료, 기도 및 정신치료, 향기요법, 추나요법, 마사지치료, 자석치료, 기공치료 등이 있고 다양한 교육기관도 있다. 미국에서는 국립보건연구원에 대체의학 연구센터가 설립되어 있다. 더 이상 대체의학을 외면하지 않고 적극적으로 연구하는 것이다. 미국 의학계에서는 통증, 스트레스성 장애, 우울증, 심장혈관 질환, 비만, 여러 가지 중독성 질환 등에 대체의학 치료가 확실히 효과가 있다고 인정하고 있고 의료보험도 인정하는 추세이다.

무수한 초능력자들은 과연 진짜?

기(氣)에 대한 관심은 오래 전부터 있어 왔다. 혈기, 용기, 총기를 비롯해서 천기, 심기, 정기, 생기 등 일상생활에서도 기가 쓰이지 않는 곳이 없다. 그러나 기, 그 자체는 보이지 않는다. 그렇지만 기가 생명의 원동력이며 기운임을 부정하는 사람은 없다.

나는 기공이나 지금까지의 기존의 의학적 방법이 아닌 다른 방법으로 난치병을 치유하고자 시도하는 초능력자들을 만나서

인터뷰할 기회가 있었다. 그들 가운데는 공중부양을 한다는 이도 있었고, 축지법을 쓴다고 말하는 이도 있었다. 놀랍게도 물체를 순간이동을 할 수 있다는 이도 있었다.

나름대로의 특별한 초능력을 가지고 있다는 그들을 판단하는 기준은 정말 자신의 능력을 지금 눈앞에 보여줄 수 있는가, 그리고 그런 능력이 세상에 어떤 의미가 있는가 하는 것이다.

아무도 도와줄 수 없는 '공중부양'

그들 중에 한 사람은 공중부양을 한다고 했다. 공중부양은 앉거나 서서 다른 어떤 도구를 이용하지 않고 스스로 기공을 발휘해서 지면에서 떨어져 공중으로 솟구치는 현상을 말한다. 한때 어떤 사이비종교에서 종말이 곧 오니 구원을 받는 이들은 그 자리에서 공중으로 올라가는 들림 현상을 받아서 천국으로 간다는 이른바, 휴거가 전염병처럼 유행했다. 많은 이들이 재산을 팔아서 단체 합숙을 하면서 종말을 기다린 적이 있었으나 예정했던 날에 종말은 오지 않았고 교주를 비롯한 그 어떤 신자도 공중으로 올라가는 현상도 없었던 사건이 생각났다.

나는 웃으면서 그에게 물었다.

"그럼 이 자리에서 공중으로 붕 올라갈 수 있습니까?"

"아니 사람들이 많은 데서는 곤란합니다. 아주 오랜 수련을 통해서만 공중부양을 할 수 있지만 어디서나 금방 솟구칠 수는 없지요. 기운을 모아서 집중하는 데 시간이 걸립니다. 소란하면 정신집중이 안 됩니다."

"그럼 어디로 갈까요? 조용한 곳에서 보여주시지요."

"내가 수련을 한 장소에 폭포가 있습니다. 그쪽으로 가면 보여드리겠습니다."

우리는 도심을 벗어나 그가 수련했다는 폭포가 떨어지는 바위 위로 갔다. 그는 바위에 자리를 깔고 앉아 기운을 모으고 집중하기 시작했다. 한 시간이 지났으나 별다른 변화가 없었다. 그의 콧등과 이마에서 진땀이 송송 배어나고 있을 뿐이었다. 나는 조바심도 내지 않고 정말 그가 공중부양을 할 수 있기를 기대하며 조용히 기다렸다. 많은 이들이 공중부양을 한다고 했지만 막상 해보라고 하면 누구도 해내지 못했다. 일시적이고 엉덩이가 들썩이는 사람은 있었지만 그것뿐이었다.

수직 이착륙하는 해리어전투기처럼 그 자리에서 바로 공중으로 떠오를 수 있어야 하는 법이다. 기공을 사용해서 공중부양을 한다면 이는 놀라운 일이 아닐 수 없었다. 바로 모든 물체를 지상으로 떨어지게 하는 중력 현상을 해소시키는 새로운 출발점이 되기 때문이었다. 세상에서 중력을 자체적으로 해소할 수 있는 어떤 것도 없다. 비행기나 다른 열기구 등도 에너지를 이용해서 일시적이나마 공중을 솟구칠 수 있지만 그 에너지가 다하면 지상으로 내려올 수밖에 없다. 그런데 몸의 기를 이용해서 공중으로 떠오를 수 있다면 이는 중력을 해소할 수 있는 기에 대한 새로운 이정표가 될 수 있었다.

기와 중력의 상관관계에 대한 관심 때문에 호기심이 일었지만 그는 완전히 지면에서 몸이 떨어지지 않고 일시적으로 엉덩이를 들썩였다. 그 정도는 누구든지 훈련하면 할 수가 있는 일이었다.

나는 폭포 옆 바위에 앉아 기다렸다. 세 시간이 지났다. 그러나 그는 한두 번, 조금 엉덩이가 바위 바닥에서 위로 들썩거렸으나 곧바로 바닥으로 떨어졌다. 가부좌를 틀고 입으로 무슨 주문인가를 외우며 공중부양을 하느라 애쓰고 있는 그가 가여워 보였다.

"이제 그만하시지요."

그가 겸연쩍게 웃더니 대답했다.

"한밤중에 나와서 수련하면 공중으로 몸이 붕 떠오르는데 아직 어둡지 않아서 잘 되지 않습니다."

"그러면 얼마든지 한밤중까지 기다릴 수 있습니다."

"누가 있으면 잘 되지를 않습니다,"

나는 그의 행색을 찬찬히 살펴보았다. 얼굴에 턱수염이 수북

했고 개량한복을 입고 있는 그의 등은 땀으로 젖어 있었다.

그제서야 나는 참았던 질문을 비로소 하고 말았다.

"몇 년을 수련했습니까?"

"어려서부터 관심이 있었으니까 수십 년이 되었는데……. 오늘은 보여주지 못했지만 다음엔 보여줄 수 있습니다."

"왜 공중부양에 관심을 가졌습니까?"

"누구도 할 수 없는 것을 해보고 싶어서입니다. 공중부양을 하면 도가 터지는 것으로 알고 있습니다. 그래서 어느 순간 몸이 공중으로 붕 떠올라서 자신있게 보여드리려고 했는데 잘 되지 않는군요."

"평소에 되었는지 모르지만 지금은 잘 되지 않아서 아쉽겠습니다. 공중부양을 한다고 도가 터진다면 얼마나 좋겠습니까? 그러면 걱정근심도 없어지고 생사에 초월하니 더 바랄 것이 없지 않겠습니까?"

"다음에는 꼭 보여 드리겠습니다."

"그럴 기회가 되면 좋지요. 공중부양 그 자체만으로도 대단히 어려운 일입니다. 그러나 공중부양, 그것만으로는 별 의미가 없습니다. 공중부양이 사람들에게 어떤 도움을 주는지가 중요합니다. 그게 눈요기 이상의 다른·어떤 능력의 한 수단이 되어야지요. 예를 들면 공중부양이라는 수단을 통해서 기의 새로운 경지를 펼치는 것입니다. 지금은 세상이 좋아서 공중부양이 필요 없습니다. 엘리베이터를 타고 올라가면 됩니다. 비행기를 타고 공중으로 갈 수도 있고, 사다리차를 타고 갈 수도 있습니다. 선생이 공중부양을 할 수만 있다면 그것은 물론 놀라운 일입니다. 기의 에너지를 통해서 중력을 극복하는 새로운 방법이니까요. 그러나 그것은 누군가 필요할 때 바로 실행할 수 있어야 합니다. 예를 들면, 갑자기 고층에서 불이 났는데, 사다리차가 오기 전에 선생이 그곳을 지나갔다고 합시다. 그러면 선생은 바로 몸을 공중으로 솟구쳐서 불 속에 갇힌 사람을 구할 수 있어야 합니다. 다시 말하면 혼자만의 공중부양은 아무 의미가 없어요. 혼자만의 도가 무슨 쓸모가 있겠습니까. 설사 공중부양을 한다 할지라도 1분 정도는 떠 있어야 중력체계를 해소할 수 있는 기 에너지가 있다는 것을 증명할 수가 있습니다."

결국 공중부양을 나는 볼 수가 없었다. 그로부터 다시 연락이 와서 이번에는 틀림이 없다고 했지만 그를 만나지 않았다. 전화로 몇 가지만 물어봤는데 한 순간 떠오를 수 있다고 했기 때문이었다. 나는 그에게 적어도 10초 이상 공중부양을 할 수 있다면 다시 연락해달라고 했지만 두 번 다시 연락이 오지 않았다. 아주 짧은 순간이나마 공중에 떠오를 수 있는 능력도 특별하지만 그것뿐 다른 의미가 없었다.

몸에 흐르는 기를 보면서 치료한다고?

몸 속의 기를 육안으로 보고 기의 움직임을 그림으로 그려내고 그 기운이 막힌 곳에 침을 놓아서 기운을 흐르게 한다는 재야 침구사를 만난 적이 있었다. 그 사람은 삼십대 후반이었는데 전국 각지에서 그에게 치료를 받으러 왔다. 대부분 알 수 없는 병에 시달려 온 사람들이었다. 신기한 것은 빠른 속도로 각자의 몸에 흐르는 기를 그려내는 솜씨였다. 방안에는 한의학 서적이 즐비했다. 사람들의 기 흐름 상태를 보고 그는 빠른 속도로 살갗에 가볍게 침을 찔렀다가 빼는데 침을 놓는 곳은 무릎 아래와 팔꿈치 아래였다. 사람마다 기가 흐르는 모양이 눈에 보기에도 조금씩 달랐다.

나는 그에게 물었다.

"기가 눈에 보입니까? 아니면 느껴집니까?"

"두 가지가 동시에 일어납니다. 아픈 사람이 들어서면 전체적으로 기의 흐름이 다 보이지요. 사람들에게는 누구나 기경팔맥이 있어서 그 흐름이 원활해야 질병이 없는데 대부분 어느 부분이 막혀 있고, 막힌 부분이 많을수록 병이 중합니다. 기경팔맥은 독맥과 임맥, 충맥, 대맥, 양교맥, 음교맥, 양유맥, 음유맥을 말합니다. 기혈의 운행을 조절하는 경락으로 기를 저장하였다가 필요에 따라 신체의 장기에 흘려보내는데 이 맥이 막히면 병이 깊어집니다.”

“그러면 어느 정도 침을 맞으면 막힌 기운이 터져서 제대로 흐르고 병이 낫습니까?”

“사람마다 다른데 기의 흐름이 원활해지면 병이 낫습니다.”

“몸 안의 기의 흐름을 보는 능력은 어떻게 훈련했습니까?”

“어려서부터 그런 흐름을 감지했고 침술을 배우면서부터 기가 흐르는 느낌이 손끝에 잡혔습니다. 사람뿐 아니라 나무나 풀에서도 기의 흐름을 느낍니다.”

그는 진지하게 대답했다. 중국에서 한의학을 공부했고 졸업장도 걸려 있었지만 한국에서 한의사 면허가 없으니 외진 시골에서 사람들을 치료하고 있었다. 몸 안에 흐르는 기의 실체를 바로 그림으로 그려내는 일은 특별한 능력임에 틀림이 없었다. 여러 번 그를 만나고 그를 찾아오는 이들에게 병의 차도가 있는지를 물었으나 특별한 차이가 없다는 대답을 들었다. 그래도 사람들이 찾아오는 이유는 아마 기의 흐름을 감지하고 그것을 바로 종이 위에 그려내는 솜씨 때문으로 보였다.

물체를 공간 이동시킨다는 어떤 청년

물체를 공간 이동시키고 씨앗을 손에서 바로 싹 틔운다는 청년을 만난 적도 있었다. 나는 그의 사무실로 갔다. 그는 물체를 순간이동시킨다고도 했다. 바닷가에 있는 칫솔을 이 자리에 바로 옮길 수 있다고 했다.

일단 나는 씨앗에서 싹이 트는지 먼저 시험을 해보자고 했다. 나는 그에게 준비해간 감 씨앗을 주었고 그는 손 안에 30분쯤 쥐고 있다가 손바닥을 폈는데 놀랍게도 감 씨앗에서 촉이 나오고 있었다. 그것은 놀라운 능력이었다. 그는 자신의 손바닥에서 뜨거운 기운이 나와 씨앗에서 촉이 나온다고 했다.

"정말 놀라운 솜씨입니다."

그는 틀림없이 어떤 기공 능력을 가지고 있는 게 틀림이 없었다. 그러나 싹을 짧은 시간에 손바닥에 틔운 것만으로는 눈요기 이상의 것이 아니었다.

나는 다시 제안했다.

"그러면 이렇게 해봅시다. 한 개는 되는데 여러 개를 동시에 해도 다 씨앗을 틔울 수 있습니까?"

"많이 해본 적은 없습니다."

나는 주머니에서 준비해간 분꽃 씨앗 스무 개를 그의 손바닥 안에 놓았다. 그는 손안에 분꽃 씨앗을 감싸 쥐고 나머지 손을 그 위에 덮고는 눈을 감았다. 감 씨앗보다 분꽃 씨앗은 더 작았다. 이윽고 그가 손을 폈을 때 스무 개 중에서 두 개가 싹이 나왔다.

나는 그에게 진심으로 능력이 있다는 것을 인정하고는 이번에는 준비해간 딱딱한 복숭아 씨앗을 하나 내놓고 싹을 틔워보라고 했다. 그는 조금 당황해 했다.

"복숭아 씨앗은 너무 크고 딱딱해서 금방 될지 모르겠습니다."

"그렇지요? 이건 감 씨앗보다 딱딱하니까 4배의 시간을 드리지요."

그는 복숭아 씨앗을 손바닥으로 감싸고 두 시간을 있었다. 두 시간이 지나서 그는 손을 폈는데 복숭아 씨앗은 그대로였다. 나는 복숭아 씨앗을 손에 받아 쥐고는 다음 질문을 했다.

"씨앗 싹 틔우기는 이 정도로 일단 합시다. 선생은 물체를 순간이동시킬 수 있다고 했는데 거리는 상관이 없습니까? 예를 들면 제주도에 있는 귤 하나를 지금 이 자리로 옮길 수 있습니까?"

"내가 직접 눈으로 본 것은 가능합니다."

"그러면 그건 당장 시험할 수가 없겠군요. 무게는 어느 정도까지 가능합니까? 예를 들면 자동차나 여행가방도 옮길 수 있습니까?"

"그렇게 무거운 것은 해보지 않았습니다. 수건이나 비누 같은 것은 가능합니다."

"그것도 대단한 일입니다. 과학자들 가운데는 이론적인 가설을 통해서 물체의 순간이동이 불가능하지 않다고 합니다. 물건이 눈에 보이지 않는 우주의 통로를 통해 옮겨갈 수도 있다고 합니다. 회오리바람이 순식간에 자동차를 휘감아서 전혀 엉뚱한 곳에 집어던지는 현상은 더러 볼 수 있습니다. 그러면 아주 작은 것을 해봅시다. 지금 바로 눈에 보이는 것, 여기 얇은 책이 한 권 있군요. 자, 보았지요? 이것을 문 밖에 둘 테니까 여기 탁자 앞으로 옮겨 보세요."

나는 그의 대답도 듣지 않고 탁자 위에 잡지 한 권을 문 밖에 두고 왔다. 그리고 내가 사무실을 나올 때까지 그것은 탁자 위로 날아들지 않았다. 만약 물체를 순간이동시키는 능력이 있다면 나쁜 마음만 먹는다면 은행 금고에 있는 돈도 마음대로 가져올 수 있고 보석도 움직이게 할 수가 있을 것이다. 이러한 능력이 좋은 데 쓰일 수도 있다. 강력한 어떤 힘으로 테러집단이 가지고 있는 소형 핵무기를 빼앗아 올 수도 있고 독재자를 생포해서 데려올 수도 있다. 이런 이들이 모이면 날아가는 미사일의 방향도 바꿀 수가 있지 않겠는가. 이런 능력은 인류의 평화를 위해 쓰일 수가 있다.

그가 순간이동을 가능하게 했다면, 이것은 새로운 가능성을 열어준다. 실제로 이론적인 가설이기는 하지만 물리학자들 가운데 신비한 에너지와 블랙홀을 통해 다른 우주로 이동하는 방법을 연구하고 있다. 앞으로 수백만 년 뒤에 인간들은 어떤 물리법칙을 이용해 다른 우주로 순간이동할 수 있는가에 대해 물리학자 스티븐 호킹은 "참으로 웜홀이 존재한다면 이는 공간을 가장 빠르게 이동할 수 있는 수단"이라고 한다. 웜홀은 우주의 시간과 공간의 벽에 난 구멍을 말한다. 아침에 웜홀을 통해서 은하계의 반대편으로 여행을 갔다가 저녁에 집으로 돌아올 수 있는 것이다. 정말 물체를 순간이동할 수 있는 능력이 있다면 자신의 몸을 어떤 특정 장소에서 다른 장소로 순간이동할 수 있는 가능성도 그만큼 높아진다.

그가 책을 순간이동시켰다면 다시 그것을 다른 곳으로 옮길 수 있는지를 해보려고 했지만 그럴 필요는 없어져서 아쉬웠다.

나는 조금 실망에 찬 목소리로 그에게 말했다.

"되는 것도 있고 안 되는 것도 있군요. 선생이 손바닥에서 감 씨앗을 싹 틔운 것은 상당히 놀라운 능력임에 틀림이 없지만 현실에서는 별 소용이 없게 여겨집니다. 왜냐하면 한두 개 씨앗을 싹 틔울 뿐이니까요. 가뭄이 들어서 땅에 뿌린 씨앗이 말라죽을 때 선생이 기운을 모아 전부 싹을 틔울 정도는 되어야 비로소 능력이 있다고 인정받겠지요. 물체의 순간이동에 대해서는 더 말하지 않겠습니다만 혹시 선생의 작은 능력에 사람들이 반할 수는 충분히 있겠습니다. 그것을 이용해서 선생이 제대로 할 수 없는 일도 할 수 있다고 주장하거나, 그런 일로 사람을 모아서 무슨 일을 꾸미려 한다면 그것은 아주 위험한 일입니다. 지금은 능력이 충분하지 않지만 앞으로는 그런 일이 충분히 일어날 수는 있다는 가능성 자체를 부정하는 것은 물론 아닙니다. 다만 그게 사람들에게 어떤 의미가 있는지는 스스로 더 고민해봐야 할 것 같군요."

나는 땀이 흠뻑 묻은 복숭아 씨앗을 이리저리 살피며 말했다. 그는 어느 정도 능력이 있는 사람임은 틀림이 없었지만, 조금 신기한 것 이상이 아니었다. 그러나 앞으로 자신의 능력을 수련하기에 따라서는 수많은 씨앗들을 동시에 싹트게 하는 능력을 얼마든지 가질 수 있었다. 그렇지만 물체의 순간이동에 대해서는 여전히 회의적일 수밖에 없었다. 미래의 어떤 시점에는 그것이 가능할지도 모르지만.

앞날 예측 못하는 육임학 미래예언가

여러 능력자들을 만나는 와중에 미래를 정확히 예측한다는 육임학 전문가를 만나게 되었다. 집안 대대로 육임학을 공부했다고 했다. 육임학은 간단하게 말하면 만나는 방문시간에 따라 궁금한 질문에 대해 바로 답을 내리는, 미래를 판단하는 명리학의 한 방법이었다. 그는 어떤 특정한 질문에 대해 정확하게 예측한다고 소문이 나 있었다. 늘 사람들은 판단 앞에서 어느 것이 자신에게 유리한지 고민할 수밖에 없고 능력이 뛰어난 전문가가 있다면 그에 의지해서 자신의 판단을 내맡긴다.

당시 대통령 선거를 코앞에 두고 있었다. 그는 육효를 통해서 성패의 판단은 물론 질병의 치료에 대한 구체적인 방법도 알 수 있다고 했다. 그의 능력이 얼마나 정확하게 드러나는지는 당시 대통령 선거에 누가 당선될 것인가를 예측하는 것이었다. 후보가 두 사람이니 확률은 50%였다. 그는 당시 여론조사에서 압도적으로 이기고 있는 후보가 당선된다고 자신만만하게 말했다. 그래서 선거가 끝난 뒤에 만나자고 했다. 그런데 그는 결과를 틀리게 예측했다. 육임학으로 본 후보가 당선되지 않았다.

그 이후 그의 육임학에 대한 책이 나왔는데, 그 책에서 그는 오히려 자신의 예측과는 다르게 당선자가 될 줄을 이미 육임학으로 정확하게 맞추었다고 정반대로 말했다. 결과에 따라 예측을 제멋대로 바꾸는 것은 전문가가 아니라도 누구든지 할 수 있다. 그는 자신의 명성 때문에 잘못 판단한 사실을 솔직하게 털어놓을 수가 없었을 것이다. 그러나 나는 그가 거짓말을 한다는 것을 알고 있었으므로 더 이상 만날 필요가 없었다. 예측이 틀릴 수 있고, 그러면 이것이 왜 틀렸는지를 살피는 게 먼저 필요하다. 그렇지 않으면 사람들을 속이게 될 수밖에 없다. 어떤 결정이나 판단에 대해 이런 전문가의 조언을 참고하는 태도가 그리 나쁜 것은 아니다. 한 번 자신의 생각에 대해 검증을 할 수 있기 때문이다. 그러나 이런 방법에 모든 판단을 의존할 수는 없는 일이다.

속임수에 불과했던 체증치료 전문가

대덕과학단지에서 일하는 사람이 아주 특별한 능력이 있다는 할머니를 소개해주었다. 자신도 그 할머니에게 가서 오래된 복통이 나았다는 것이다. 손으로 배를 쓸어준 뒤 위나 장에 박혀서 소화되지 않는 부패한 음식들을 입으로 빼낸다고 했다. 이런 것들이 장 속에 남아서 암을 일으키기도 하는데 할머니의 치료를 몇 번 받으면 바로 완치가 된다고 했다.

그 할머니는 대전에 살았다.

할머니에게 치료받으러 온 사람들이 대기방에 바글바글했다. 그들도 다 할머니에게서 치료를 받으러 온 사람들이었다. 벽에는 여러 사회복지단체에서 주는 감사장이 수두룩하게 걸려 있었다. 읽어보니 경로당이나 마을회관, 양로원 등에 쌀가마를 기부한 데 대한 감사장이었다. 나는 순서에 따라 그 할머니에게서 시술을 받았다. 하는 방법은 간단했다. 할머니는 아픈 사람을 세면장 의자 앞에 앉히고 배를 쓰다듬고 등을 두드린 다음 입을 벌리고 손가락을 넣어 오래된 음식물을 여러 번 반복해서 뽑아내었다.

일단 나는 순서를 기다려 할머니에게 몸을 맡겼다. 조금 느낌이 이상한 것은 할머니가 왼손바닥으로 등을 두드리는데 왼손바닥 안에 무엇인가를 감추고 있다는 느낌이 들었다. 할머니는 배를 만지고 등을 두드린 다음 입을 벌리게 하고 손가락을 목구멍 깊이 넣어 순식간에 입안에서 음식물을 뽑아내어 세면장 안으로 집어던졌다. 눈으로 보기에는 뱃속 깊은 곳에 박혀 있는 오래된 음식이 밖으로 순식간에 빠져나오는 듯했다. 더구나 대덕단지에 있는 연구원이 자신도 치료받고 나았다고 하니 믿을 만해서 찾아오지 않았는가. 할머니는 그 자리에서 10여 년을 한 사람이었으니 손 움직임이 번개보다 더 빨랐다. 그런데 그날 내가 운이 좋았는지, 아니면 할머니가 운 나쁘게 실수했는지 앉아 있는 무릎 위로 소고기 수육 조각 부스러기가 툭 떨어졌다. 나는 그것을 손안에 감싸쥐었다. 갑자기 아찔한 생각이 들었다. 아, 이것은 속임수가 틀림이 없다는 느낌이 들었기 때문이었다.

대기방에는 어린애부터 노인들까지 바글바글했다. 며느리

용돈을 받아서 속병을 치료하겠다고 찾아온 노인네들도 몇 사람 보았다. 그 안에서 어떤 여자는 말기 암환자도 한 달간 치료받고 다 나았다고 했다. 세 살배기 아이가 내내 토했는데 할머니가 입안에 손을 넣고 배안에서 비닐 조각을 끄집어내고 나서는 그런 증상이 없어졌다는 말도 했다. 하늘에서 천사가 내려와서 그 할머니에게 신비의 능력을 주었다는 소문이 자자했다.

나는 밖으로 나와 그 조각 부스러기를 들고 세심하게 살펴보았다. 그것은 틀림없이 소고기 편육을 칼로 자른 것이다. 그렇다면 입에서 빼낸 것은 속에서 나온 것이 아니라 무엇인가를 손바닥 안에 들고 할머니가 장난을 친 것이 틀림없었다. 나는 확실한 사실을 확인하고 싶어서 두 번째 가서 세면대 앞에 앉았다. 그날 따라 할머니가 등을 두드리며 자신의 손안에 든 것을 입안에 넣고 씹다가 내 입안에서 손가락을 빼내면서 자기 입안에 든 것을 자신의 손바닥 위로 뱉었다가 세면대에 빠르게 던지는 동작이 슬로비디오처럼 잘 보였다. 나는 그 자리에서 벌떡 일어났다. 할머니가 깜짝 놀란 표정을 지었다.

“할머니, 이게 얼마나 나쁜 짓인 줄 아십니까?”

그러자 할머니는 급히 내 손을 잡고 자기 방으로 가자고 했다. 나는 안방으로 들어갔다. 방 안에는 약봉지가 널려 있었고 까만 비닐 봉지마다 수육이 가득 들어 있었다. 엉터리임을 안

이상 그냥 지나칠 수는 없었다. 이 자리에서 10년 넘게 이런 눈속임을 부리는 동안에도 아무도 몰랐다니 기가 찼다. 할머니는 처음에는 배만 주물러 주었는데, 그렇게 하니 돈이 벌리지 않아서 서울 구로동에서 이런 업을 하는 사람에게서 배웠다고 했다. 홀몸으로 살기 어려워서 그랬으니 한 번만 봐달라고 했다. 그럴 수는 없는 일이었다. 나는 방안에 모인 사람들에게 이것은 사기 행각에 불과하니 두 번 다시 여기 와서 위장병을 낫게 해준다는 말에 속아서는 안 된다고 말했다.

처음에는 사람들이 믿지 않았다. 그래서 나는 까만 비닐 봉지에 든 수육 조각들을 그들 앞에 보여주자 그제서야 내 말을 믿었다. 할머니는 아픈 사람의 배를 쓰다듬고 등을 치면서 수육 조각을 입에 넣어 씹었다가 뱉어내며 아픈 사람의 입에서 나온 것처럼 했을 뿐이었다. 방안에 모인 사람들은 뭔가 이상하기는 했는데, 이렇게 사기까지 칠 줄은 몰랐다고들 했다. 바람잡이 아줌마는 달아나고 없었다. 그런데도 그들이 속을 수밖에 없는 이유는 소문만 믿고 찾아 왔는데다가 플라시보 효과에 따라 어느 정도는 병이 차도가 있는 것처럼 착각했기 때문이었다. 그 플라시보 효과는 오래 가지 않는다. 일시적일 뿐이다. 잠시 나았다고 여긴 사람들은 상태가 또 안 좋아지면 또 이곳을 찾아왔던 것이다. 더구나 할머니는 대기방에다 바람잡이까지 고용해서 병이 나았다는 이야기를 했으니 그 자리에서 오래 업을 할 수 있었다.

이처럼 대개 특별한 능력이 있다거나 병을 낫게 한다는 이들을 검증해보면 능력이 미미하거나 과대포장된 사람들이 적지 않다. 그렇기 때문에 이런 사례가 사회적 문제가 되고, 신빙성이 결여되고 가짜로 드러나기 때문에 실제 특별한 능력를 가진 이들의 존재 가치가 훼손되고 만다. 이들은 대부분 그런 능력이 있다고 과신하거나 과대포장해서 병 치료에 나서는 경우가 많았다.

우주의 힘으로 불치·난치병 치료한다고?

우주의 빛과 기운을 모아 아픈 사람들을 치유한다고 주장하는 이에게서 연락이 와서 만났다. 그는 수련원 강당에 사람을 모아놓고 우주의 빛과 기운을 모아 난치병이나 오래된 고질병을 집단적으로 치료한다고 했다. 이런 주장에 대해서 거부감을 느낄 이유는 전혀 없다. 사실 그런지 아닌지 다른 사람의 이야기나 소문을 통해서가 아니라 당사자에게 직접 확인해보면 그 진위를 바로 알 수가 있기 때문이다.

"눈으로 바로 확인해볼 수 있습니다. 우주의 기운을 모으면 사람들의 손바닥에서 금가루가 솟아납니다. 우주는 하늘 저 멀리 있는 것이 아니라 우리 몸이 언제나 우주와 함께 있기 때문입니다. 몸과 우주는 늘 연결이 되어 있습니다."

"그건 어떤 뜻입니까? 우리 몸 하나하나가 다 우주적 공간이라는 뜻같이 들리는데요?"

"이해가 빠르십니다. 우리 몸이 다 우주 그 자체이면서 별과 달, 수많은 은하계와 통로가 마련되어 있습니다."

"금가루가 나타나면 어떻게 됩니까? 아픈 사람이 다 낫습니까?"

"대부분 손쉬운 것들은 굳이 우주의 금가루로 치료할 필요는 없지요. 여기는 주로 난치병이나 불치병 환자들이 많이 찾아옵니다. 단번에 낫는 이도 있고 시간이 걸리는 이도 있지만 우주의 금가루를 통해 다 낫기는 낫습니다. 눈으로 직접 확인할 수 있으니 더 믿음이 갈 수밖에 없습니다."

"그것은 정말 놀라운 일이군요. 그 금가루를 다 모으면 부자가 되겠는데요. 그러면 제게 직접 한 번 해보실 수 있겠습니까?"

그는 날 더러 의자에 앉아서 손바닥을 펴고 편안하게 눈을 감으라고 했다. 나는 그가 시키는 대로 눈을 감고 무릎에 손바닥을 올렸다. 그가 내 앞으로 다가왔고 정수리 위로 뜨거운 기운을 불어넣는 것 같았다. 그렇지만 궁금해서 참을 수가 없었다. 살며시 실눈을 뜨고 그의 행동을 살펴보았다. 그는 편안한 마음으로 눈을 감고 앉아 있으라고만 했지, 결코 눈을 떠서는 안 된다는 말은 하지 않았다. 그는 내 앞에 서 있었다. 나는 의자에 앉아 있어서 그의 가슴팍까지만 보였다. 그는 손을 위로 들고 있다가 아래로 내리는 동작을 여러 번 반복했다.

10분 지나서 그가 말했다.

"이제 눈을 뜨십시오. 우주의 기운을 받아 훨씬 몸이 가벼울 것입니다. 그리고 손바닥을 보십시오."

나는 그가 시키는 대로 눈을 뜨고 손바닥을 보았다. 놀랍게도 손바닥 위에는 반짝거리는 금가루가 묻어 있었다.

"이게 바로 우주의 기운입니까?"

"우주의 기운이 백회(정수리)로 들어와서 손바닥에 금분으로 나타납니다. 질병이 낫기 시작하는 사람일수록 이 금분이 점점 많이 나타납니다."

"그러면 이 금분은 몸에만 나타나겠군요. 입었던 옷이나 다른 소지품에도 나타납니까?"

"우리 몸에만 나타납니다. 우리 몸은 스스로 모를 뿐, 늘 우주와 맞닿아 있고 우주의 기운을 받고 있습니다. 몸이 고장나면 교신장치가 망가지고 우주의 기운이 다니는 몸 안의 통로가 막혀서 금분이 나타나지 않습니다. 나는 우주의 기운을 받아서 몸에 막힌 통로를 뚫고 교신장치를 회복시켜줍니다."

나는 손바닥을 살피다가 검정색 코르덴 양복 소매 끝에 금분이 묻어 있는 것을 보았다. 그의 말대로라면 옷소매에서 금가루가 생겨나올 수는 없는 일이었다. 실망스러운 발견일 수밖에 없었다.

나는 한 번 더 물었다.

"정말 몸에만 나옵니까?"

"그렇습니다. 살아 있는 것들에게만 나옵니다. 죽은 것들은 나오지 않습니다. 여기 화초들을 보십시오. 다른 어떤 것보다 우주의 기운을 많이 받아서 싱싱하고 잘 자랍니다."

"물과 햇빛도 우주의 기운이니까요. 그런데 이건 뭡니까? 이건 양복 깃에 떨어진 금분입니다. 살펴보니 손바닥에 묻은 것과 똑같은 것인데 옷은 살아 있는 것이 아니라 단순히 섬유일 뿐인데 금가루가 떨어져 있습니다. 혹시 선생이 잘못 뿌려서 내 옷에 묻은 것이 아닌가요?"

나는 그의 눈앞에 양복 깃을 들이밀며 금가루를 가리켰다.

"아니, 내 눈에는 금가루가 보이지 않는데……."

그는 얼굴이 벌겋게 달아올라서 양복 깃을 이리저리 살피며 금가루를 털어내고 있었다. 소문이 제법 난 사람이 이 정도이니 다들 이렇게 속아 넘어가는 모양이었다. 나는 고개를 흔들었다.

“그래도 낫는 사람이 있기는 있는 모양이군요.”

“정말 손바닥에 떨어진 것은 우주의 기운이 찾아와서 만든 신비의 금분입니다.”

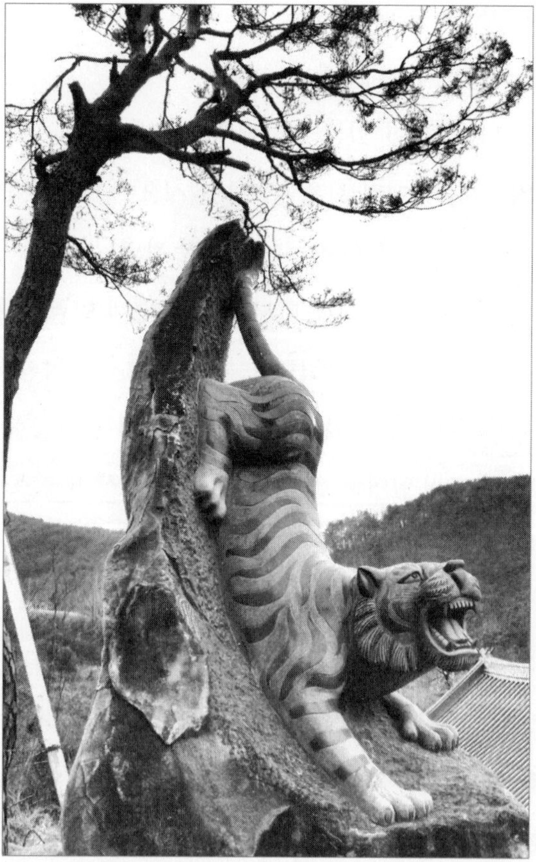

그는 여전히 우기고 있었다. 그렇게 우기는 사람들이 세상에는 참으로 많다. 신비의 기운으로 병을 낫게 한다는 소문을 믿고 그에게 돈을 주고 치료를 받는 이들도 적지 않았다. 이것은 바로 일반적인 치료로 좀처럼 낫지 않는다는 사람들이 이런 것에 의존하는 경우가 그만큼 많기도 하다는 뜻이다. 기성 종교에서 만족을 얻지 못하는 사람이 사이비종교에 빠져드는 것처럼 오랜 질병으로 고통 받는 이들은 자칫하면 판단력이 흐려져서 소문만 믿고 일단 몸을 맡겨보는 것이다. 그러나 그 대가가 만만치가 않다. 시간과 비용, 그리고 시간이 갈수록 점점 더 어떤 알 수 없는 맹신에 빠져들어서 되돌아 나오기가 어렵다.

난치병 치료의 새 분야로 떠오르는 기치료

국가에서 면허 시험을 치고 자격증을 받은 의사들도 그 실력이 천차만별이다. 오진을 하는 경우도 많고 수술이 잘못되기도 한다. 그래서 사람들은 명의(名醫)를 찾아다닌다. 옷을 만드는 디자이너나 노래 부르는 가수도 그 실력의 단계가 무수하게 차이난다. 사람들이 명품을 좋아하는 것은 유명하고 비싸기도 하지만 제품의 품질이나 디자인이 뛰어나기 때문이다. 일단 대중들에게 검증되어야만 명품의 대열에 들어설 수 있다. 초능력자들도 그 실력의 차이가 많지만 살펴보면 그 능력이 어느 정도 있다고 할지라도 신기함 이상의 것이 아닌 경우가 많다. 또 어떤 이들은 마술처럼 일종의 속임수를 쓰기도 한다. 그래서 그 정도가 천차만별이다.

초능력에 대한, 그것도 기에 대한 관심은 점점 늘어나지만 그에 못지않게 피해가 많은 것도 사실이다. 별로 능력도 없거나 사소한 능력을 침소봉대해서 사람들을 홀린다. 그 중에는 사람을 보는 순간, 전생과 다음 생을 다 알고 스스로 악업을 닦아야 한다며 수행할 것을 권하고 어느 정도의 예지능력으로 신뢰를 확보해서 그 세력을 넓혀나가는 이들도 있다. 대부분 초능력이 있다고 주장하는 이들은 사소한 특이 기의 현상을 이용해서 사람의 관심을 끌고 그것을 통해서 소원성취는 물론 난치병을 완치할 수 있다고 과대포장하는 경우가 적지 않아서 오히려 진정한 기의 실체를 왜곡시키는 역할을 한다.

오랜 질병이나 병명을 파악할 수 없는 난치병으로 힘들어하는 사람들은 기존의 현대의학에 의문을 제기하고 다른 길을 찾는다. 기존의 많은 방법들이 아무 효과가 없었기 때문에 대체의학을 찾아나설 수밖에 없다.

대체의학의 분야 가운데 기공치료는 난치병을 치료하는 새로운 분야로 각광을 받고 있다. 이는 기존 의학이 가지고 있는 한계 때문이기도 하다. 현대의학이 해결할 수 없는 많은 문제들, 특히 정신적인 영역의 문제에 대해서는 기공치료에 의존해서 해답을 찾고자 하는 이들도 적지 않다. 눈에 보이지 않는 어떤 기운이 존재한다는 것은 인정하지만, 구체적으로 실체가 없고 연구가 충분하지 않기 때문에 기공을 이용한 대체의학은 검증하기 어렵다. 다만 실제로 그 능력을 행한 뒤의 결과로만 확인할 수밖에 없다.

꿩 잡는 게 매다
— 치유기공의 세계

그런 와중에 백불 김장선 원장을 만났다. 그는 당시 기공으로 치유하는 백불원을 운영하고 있었다. 그는 우락부락하고 소탈하면서도 자신만만했다. 그 무렵 만났던 여러 초능력자 가운데 유일하게 지금까지 만나고 있는 사람이 백불원의 김장선 원장이다. 그의 치유기공을 장기간에 걸쳐 확인하면서 그가 기공치유능력에 있어서는 단연 독보적이고 탁월한 능력이 있다는 것을 인정할 수밖에 없었다.

처음 그를 만났을 때 어떤 능력을 가지고 있는지 직접 보여 달라고 하자 그는 대뜸 목소리를 높였다. 그는 귀가 멍멍할 정도로 큰 목소리로 말했다.

"손으로 씨앗을 싹 틔우고 축지법을 하고 공중을 붕 날고 하는, 뭐 이런 사람들의 능력에 나는 관심이 없습니다. 그게 사람에게 무슨 도움을 줍니까? 아픈 사람들을 낫게 해줍니까? 아니면 정신적으로 고통 받는 현실에 무슨 의미가 있습니까? 이 세상에 기여할 수 없는 기공은 단순히 하나의 신기한 구경거리일 뿐입니다. 축지법이 아무리 빠르다 해도 고속열차 타고 비행기 타고 가는 것보다 느립니다. 굳이 물 위를 걸을 필요가 뭐 있습니까? 배 타고 가면 됩니다. 또 일시적으로 물 위를 걸으면 뭐 합니까? 그게 아픈 사람들에게 무슨 도움을 줍니까? 그런 기술은 서커스에 불과합니다. 멀리서 장풍을 날려서 사람을 쓰러뜨리는 기공술보다 총과 대포가 더 효과적이지 않습니까? 그런 기공은 설사 하는 사람이 있다고 할지라도 그것뿐입니다. 그들이 그런 기공술로 혹세무민하기만 하지 정말 난치병으로 고통 받는 사람들에게는 조금도 도움을 주지 못합니다."

"자신만만합니다. 들어보니 실제 아픈 이들에게 도움이 안 된다면 아무 소용이 없지요. 일단 선생의 기공 능력 정도를 한번 봐야겠습니다."

"좋소이다. 눈으로 봐야 믿는 세상이니까 한 번 보여드리지요. 단 미리 말하는데 이런 사소한 초능력은 나의 관심사가 아닙니다. 하늘의 이법을 듣고 그것을 수행하는 길이 내가 가는 길입니다. 누구나 몸 안에는 기가 있습니다. 몸 안의 기를 운행해서 수련만 하면 저절로 되는 것이지만 이런 방식으로는 어떤 사람도 낫게 할 수가 없습니다. 그런데 기공을 한다는 이들 중에는 조그마한 능력으로 온갖 과장을 하고 있으니 문제입니다."

그는 퉁명스럽게 말하고는 검지 손가락과 가운데 손가락을 모으더니 책상 위에 있는 난초 잎을 향해 겨누자 난초 잎이 바람에 날리는 것처럼 툭툭 움직였다. 그가 난초에서 1미터 정도 떨어진 곳에서 손가락 두 개를 가볍게 움직이자 난초 잎은 손가락이 움직일 때마다 튀어 오르는 공처럼 위로 솟아올랐다가 내렸다. 그 다음 그는 두꺼운 여성잡지를 손바닥에 붙여 들어 올렸다. 특별한 기공 능력이 있는 것은 틀림이 없었다. 그런데 그의 다음 말이 더 호기심을 불러 일으켰다.

"이런 것은 도 닦는 사람으로서 해서는 안 되는 일이지만 요즘 가짜도 많고, 눈으로 보고 확인하지 않으면 믿지 않는 세상이니 잠시 보여드린 것뿐입니다. 이런 능력은 대단한 게 아닙니다. 단지 기공을 수련하는 기초입니다. 나는 하늘의 기운을 받아서 도법을 공부하는 사람입니다."

그는 내 눈으로 보기에도 특별한 기공술이 별 것 아니라는 듯이 퉁명스럽게 말했다. 그 말을 듣자 화담 서경덕 선생과 동생 서숭덕의 이야기가 생각났다.

서숭덕은 조선 팔도를 돌아다니는 한량이었다고 전한다.

한 번은 서숭덕이 화담 선생에게 찾아와서 이렇게 말했다.

"형님, 이번에 팔도를 두루 돌아다니다가 사소한 재주를 하나 배웠습니다. 한 번 보여드리겠습니다."

그는 항아리에 물을 채우고는 낚시를 그 안에 던져 펄떡거리는 잉어를 한 마리 건져내었다.

"그래, 별 재주를 다 배웠구나. 그럼 내가 한 번 해보마."

화담은 동생의 낚싯대를 받아들고는 항아리 속으로 던져 넣더니 누런 황룡을 한 마리 건져내는 게 아닌가? 동생은 놀란 입을 다물지 못했다.

화담은 동생에게 낚시를 돌려주며 말했다.

"이런 술법을 할 줄 몰라서 못하는 게 아니다. 공부하는 사람은 모름지기 이런 일을 해서는 안 되기 때문에 안 하는 것이다. 그러니 너도 요사스러운 술법에 빠지지 말아라."

화담이 전하는 뜻은 눈에 보이는 기이한 술법에 빠지지 말라는 충고였다. 낚시로 항아리에서 잉어든 용이든 끄집어낸다고 해서 현실은 결코 달라지지 않는다. 그리고 그것이 실제 삶에도 어떤 쓸모가 없다는 의미였고 그것을 함부로 부려서도 안 된다는 뜻이었다.

눈에 보이는 '기의 힘'

나는 그 이야기를 떠올리며 빙긋 웃었다. 도법을 공부한다고 하니 그는 흔히들 초능력자라고 주장하는 이들과는 뭔가 다른 생각을 가지고 있다는 생각이 들었다.

"도법을 공부한다고 했습니까? 도법이라니, 그게 뭡니까?"

"뭐, 그것도 모르면서 이런 세계에 대해서 이해할 수 있습니까? 도법은 아주 간단합니다. 도를 닦는 것, 즉 성인의 세계를 이루는 공부입니다. 성인은 아주 위대하고 특별하며 우리가 이르지 못하는 영역에 사는 사람이 아닙니다. 성인은 깨달은 사람을 말합니다. 그래서 언제나 진리는 간단합니다. 도법은 어린아이도 알 수 있지요. 다만 아무리 오래 살아도 스스로 실천하기 어려운 게 바로 도법의 세계입니다. 도법은 바로 하늘의 소리를 듣고 그 가르침을 실천하는 세계를 말합니다."

"어린 아이도 알지만 늙은 사람도 할 수 없는 게 뭡니까?"

"선량하게 살아야 한다는 겁니다. 도법의 가르침은 간단합니다. 자비로운 세계입니다. 평등하고 차별도 없고 누구와도 대립하지 않고 포용하는 세계입니다. 누구에게도 해를 끼치지 않을 뿐 아니라 남을 위하는 세계입니다. 하늘은 인간들에게 선량하게 한 세상을 살아야 한다고 가르치지만 누가 그렇게 합니까? 하늘의 기운은 맑고 밝고 선량하므로 이 이치에 따라 살면 사람은 하늘을 닮아서 건강해지고 행복해집니다."

"그렇겠군요, 그런데 다들 하루하루 정신없이 사는데 그런 말을 하면 누가 알아듣겠습니까?"

"왜 다들 정신없이 살고 있습니까? 돈과 행복을 위해서이지 않습니까? 그러나 이 말을 못 알아들으면 평생 아주 힘들게 살 수밖에 없습니다. 돈과 건강과 행복은 환한 곳에 존재하고 있지 어두운 곳에는 없습니다. 어두운 기운 속에 있는 돈과 행복은 흩어지기 쉽고 나쁜 기운을 품고 있기 때문에 결국에는 질병과 불행에 시달립니다."

"지금까지 만난 사람과는 다른 생각을 가지고 있군요. 그런데 성인의 세계는 어떤 세계입니까?"

"생명을 소중히 하는 세계입니다. 살아 있는 것들은 다 하늘이 준 수명을 유지해서 건강하게 존재해야 합니다. 그래서 함부로 생명을 훼손하는 행위를 하면 안 됩니다."

"살생을 하지 말라는 것은 불교에서 흔히 하는 말 아닙니까? 자비로운 마음을 가지라는 뜻입니까?"

“자비로운 마음은 동시에 지혜로운 마음이어야 합니다. 무조건 자비로우면 자신과 남을 해칠 수도 있습니다. 비록 좋은 마음이었다 해도 잘못된 일일 수 있지 않겠습니까. 그와 같이 생명에 대해서도 말하면 이렇습니다. 아무 것도 죽이지 말라는 행동지침이 아니라 자신의 이익과 편안함을 위해 함부로 생명을 훼손해서는 안 된다는 뜻입니다. 그런데 누가 실천을 합니까? 우리나라에서 심각한 생명훼손 행위가 낙태입니다. 수많은 생명들이 태어나지도 못하고 죽고 있습니다. 이 태어나지도 못한 영혼들은 그대로 없어지는 게 아니라 세상 그대로 남아서 인연법에 따라서 그 연고가 있는 가족들에게 달라붙어 있는 경우가 많습니다. 물론 사람들은 눈에 보이지 않으니까 믿지 않겠지요. 그와 함께 자기 자신을 훼손해서도 안 됩니다. 우리나라는 걸핏하면 자살로 삶을 마감해 버립니다. 자살률이 너무 높지 않습니까? 심지어는 자기 혼자 죽지 않고 자기 자식과 동반해서 죽기까지 합니다. 이렇게 목숨을 함부로 하면 그 죽은 영혼들은 결코 편안히 쉬지 못합니다. 죽음으로 모든 것이 끝나지 않습니다. 사람이 죽을 때는 죽는 순간의 의식 상태에 머물러 버립니다. 그래서 교통사고가 많이 나는 곳이나 익사사고가 많이 나는 곳에는 죽은 영혼들이 산 사람들을 끌어들인다고들 합니다. 우리가 해외여행을 가면 그 지역의 가이드가 나와 길을 안내합니다. 또 모르는 길을 가는데는 길 안내자나 내비게이션이 있어야 찾아갈 수 있습니다. 그런데 갑작스러운 죽음을 맞이하면 한 번도 가보지 못한 저승길을 어떻게 혼자서 찾아갈 수 있겠습니까? 찾아갈 수가 없으니 이런 영혼들은 자신이 죽음을 마감한 장소 근처를 배회하고 떠돌아다닐 수밖에 없습니다."

낙태와 자살로 점점 늘어나는 빙의 환자들

그는 도법과 성인의 세계에 대한 이야기를 하다가 갑자기 비약해서 낙태와 자살이 얼마나 위험하고 불행한 일인지를 말하고 있었다.

"그러면 선생은 낙태된 영혼이나 갑작스러운 죽음을 맞이한 영혼들이 사람들의 몸에 붙어 나쁜 현상을 일으킨다고 봅니까?"

"실제 치유기공을 통해 보면 그런 사례들이 너무 많습니다. 사람들은 눈에 보이지 않는 세계가 있다는 것을 알면서도 믿지는 않지요. 그러나 이런 일은 상식적으로 생각해도 알 수가 있습니다. 살아 있는 것이 죽을 때에는 죽음에 대한 준비가 먼저 있어야 하지 않습니까? 삶에 대한 정리를 하고 마음을 내려놓는 거지요. 왜 이런 말이 있지 않습니까? 새는 죽기 전에 울음이 슬프고 여우는 자기가 태어난 굴 쪽으로 머리를 둔다고. 그 뜻은 짐승들도 죽음을 앞두고는 짧은 생애를 정리하고 선량한 태도를 가진다는 겁니다. 그런데 우리는 현실에 좌절하거나 악에 받쳐서 목숨을 끊다 못해 가족까지 데리고 함께 죽고 맙니다. 태아들도 마찬가지입니다. 그들은 아무런 결정권이 없지요. 목숨에 대한 결정은 하늘이 하는데 이렇게 인간이 함부로 하고 있으니 어떻게 되겠습니까? 그런데 이렇게 자살률이 높으면 그 후손들과 가족들은 물론, 나라 전체의 기운도 좋지가 않습니다. 자살한 영혼들은 죽어서도 저승에 이르지 못하고 거리를 차갑게 떠돌아다닐 뿐입니다. 그러다가 인연이 있는 이들에게 달라붙어 괴롭힙니다."

그는 탄식하면서 갈수록 생명경시 풍조에서부터 늘어나고 있는 자살, 그것도 가족동반 자살과 청소년들의 자살이 많아지는 사태를 걱정했다.

"그렇군요. 자살률도 너무 높지만 자식을 마치 물건처럼 취급해서 동반해서 삶을 끊어버리는 현실이 안타깝지요? 선생은 낙태 반대론자인 모양이지요?"

"반대와 찬성이 무슨 소용이 있습니까? 생명의 문제가 반대와 찬성으로 편을 나누고 토론하는 것도 우스운 일입니다. 본디 생명이 소중한데 그런 질문을 하지 마십시오. 사람들은 늘 현실과 타협하기를 좋아합니다. 원하지 않는 출산이라든지, 유전적인 문제가 있다든지 등등의 이유로 낙태를 하는 수도 있습니다. 현실적인 상황이 그러니까 어쩔 수 없다는 식이지요. 그러나 이미 아기들은 뱃속에서부터 인격체입니다. 생명의 권리를 훼손하면 이는 반드시 그 훼손하는 자나 다른 사람에게 그 영혼이 달라붙게 마련입니다. 임신이 된 순간 이미 생명은 존엄성을 가지게 되고 그 영혼이 시작합니다."

그는 모든 살아 있는 존재에는 영혼이 있고, 그 생명을 가진 영혼이 강제적인 힘이나 물리적인 사고로 갑자기 생명을 잃게 되면 그 영혼들이 여전히 지상에 남아 있다고 했다.

영혼은 언제 몸에 들어오나?

수많은 신학자들 사이에서도 영혼이 육체로 들어가는 시점이 언제인가에 대해서는 논란이 있어왔지만 과학적인 연구 결과로 나온 것은 아직 아무 것도 없다. 그만큼 영혼의 문제는 종교적인 영역에서 뿐만 아니라 과학적 측정으로도 파악하기 어렵다. 그러나 이 태아의 영혼이 어디서 오는지는 아무도 모른다. 영혼이 있다는 것은 누구나 인정하지만 눈에 보이지 않으니 어떤 측정도 할 수도 없다. 태아에게 영혼이 들어오는 시기가 임신되는 순간인지, 아니면 태아가 장기와 얼굴 모양을 갖춘 순간인지, 또는 임신 10주부터인지는 알 수가 없다. 하지만 전통적인 기독교 방식에서는 태아가 인간의 모양을 갖춘 후 낙태를 하면 살인이 성립된다고 말한다.

"갓 임신이 된 상태에서도 영혼이 있다는 말이군요. 김 선생은 영혼은 임신하는 순간 바로 발생한다고 했는데 어떻게 알 수 있습니까? 아무도 그 영혼을 볼 수가 없지 않습니까? 어디서 영혼이 찾아오는지도 알 수가 없지요."

"우주의 근원에서 영혼이 찾아옵니다. 그리고 우리의 키가 자라듯이 영혼은 그 자체로 머물러 있지 않습니다. 영혼도 자랍니다. 어른이 되어 몸이 커지는 것처럼 그 사람의 영혼도 커지는 것과 같은 이치입니다. 우리는 끝없이 새로운 삶으로 윤회합니다. 한 생애가 끝나면 하늘로 올라갔다가 그 영혼은 과거의 모든 기억을 지우고 새롭게 지상으로 내려옵니다. 이게 하늘의 법칙입니다. 그런데 하늘이 보낸 영혼이 세상에 태어나지도 못하고 살해되면 그 원혼이 그들 가족 주변에서 내내 떠돕니다."

기공치유 능력에 대해 이야기를 하다가 낙태와 자살이 심각한 문제라고 말하는 그의 얼굴을 나는 조금 신기한 듯이 쳐다보았다. 그가 어떤 기공 능력을 가지고 있다는 것을 눈으로 본 터여서 그의 주장에 귀를 기울이지 않을 수 없었다.

"현실에서 생명경시 풍조가 너무 흔하지 않습니까? 낙태가 그렇게 많으니 자살률도 더 높을 수밖에 없습니다. 그렇게 살해된 영혼들이 천상으로 가지 못하고 인연이 있는 사람들 주위를 떠돌며 수많은 병을 일으키니 사회적으로도 문제가 더 많아집니다. 사고와 정신적인 혼란 등이 많아집니다. 눈에 보이지 않지만 우리의 생각과 행동 등이 조금씩 곪아가고 있습니다. 한 번 존재한 것들은 세상에 다 남아 있습니다. 다만 허공에 돌아다니고 있어서 우리 눈에 보이지 않을 뿐이지요."

"그러면 그런 영혼들이 사람들의 몸에 달라붙어서 병을 일으키기도 한다는 말입니까?"

"당연합니다. 사람마다 경우가 다 다르지만 특히 아픈데 병명이 나오지 않거나 여러 가지 난치병들이 그런 문제에서 발생하는 경우가 많습니다. 요즘 몸에 달라붙은 악령을 제거한다는 광고 문구도 흔하게 볼 수 있고 다중인격자가 나오는 드라마나 영화도 흔하게 볼 수 있습니다. 실제 현실이 그렇습니다. 흔히 퇴마사라고 해서 몸에 달라붙은 영혼을 제거한다고 광고를 하는 이들도 적지 않습니다만 몸에 달라붙은 영혼이 쉽게 나가지 않습니다. 말로 나가라고 한다고 쉽게 나가겠습니까? 절대 안 나갑니다. 영혼도 갈수록 악독해지고 있고 교활해져 있습니다. 거짓말도 곧잘 합니다. 이건 인간 세상에서도 똑같습니다.

폭력배들이 행패를 부리는데 말로 타일러서 그만두지를 않지 않습니까? 말을 듣지 않으면 처벌을 해야 합니다. 인간의 몸에서 기생하면서 행패를 부리는 것들은 강력하고 특별한 기공 능력으로 제압해야 합니다. 설사 몸에 붙은 다른 영혼을 제거했다 할지라도 사람의 몸이 약해져 있으면 기력이 회복되지 않는 상태에서는 다시 영혼들이 달라붙어 또 병을 일으키는 수도 있습니다. 그러니까 영혼을 제도한 다음 기력을 충분히 회복시켜 주어야 재발을 막을 수 있지요. 바로 진정한 치유기공은 병든 몸을 치료하고 몸에 달라붙은 영혼을 제도하여 사람들이 건강하게 살아갈 수 있도록 할 수 있어야 합니다."

그는 자신만만하게 기의 힘을 역설했다. 기는 우주에 존재하는 유형무형의 존재를 살아 있게 하는 생명의 근원으로 그 스스로 복원력을 가지고 있으며 인간과 자연을 본래의 아름다운 모습을 찾게 하는 강력하면서도 부드러운 힘이라는 것이다.

난치병에 대한 치유기공의 효과

그는 자신의 치유기공으로 무엇보다 식물인간을 회복시킬 수 있다고 말했다. 그는 식물인간에 대해서 현대의학과의 공동치료를 할 것을 제안했다. 그의 제안은 신선하기도 했다. 그는 여러 경로로 장기간 식물인간 상태인 채로 입원한 환자가 있는 병원 측과 접촉해서 공동연구를 할 것을 제안했으나 병원에서는 이 제안에 응하지 않았다. 병원 측에서는 과학적으로 검증되지 않는 기공치료와 현대의학을 동등한 차원에서 공식적으로 자리할 수는 없다는 게 중요한 이유였다.

식물인간 상태로 대책 없이 누워 있는 환자와 그 가족을 위해 기공치료와의 새로운 방안을 모색해보는 공동연구는 의미 있는 일이다. 그러나 현대의학의 시스템은 대체의학의 영역에 대해 폐쇄적이었다. 기공치료와 공동연구를 하자는 것은 기공에 대한 의학적 검증을 해보자는 제안이다. 또 이를 현대의학에서 수용해서 식물인간 치료에 대해 새로운 시각을 가질 수도 있는 일이었다.

식물인간, 공동연구가 필요하다

식물인간에 대한 그의 입장은 독특했다.

"식물인간 상태는 마취후유증 등으로 뇌에 가스가 차서 일어나기도 합니다. 가스가 뇌에 차면 신경마비가 전체적으로 오기 때문에 생기는 경우가 많습니다. 더러 식물인간이 오랜 시간이 지난 뒤에 기적적으로 의식이 돌아와 회복하기도 하는데 이는 그 기간 동안 뇌에 찬 가스가 다 빠져나가 몸이 회복되어 그렇습니다만 이런 경우는 그렇게 자주 없습니다. 치유기공을 통해 식물인간의 기맥에 기를 흘려보내면 뇌에 찬 가스를 제거하고 정상으로 돌아올 수 있습니다. 기적과 요행만 바라고 회복하기만을 바라는 가족들의 마음은 얼마나 간절하겠습니까? 식물인간 상태에 놓여 있는 이들에게 현대의학이 할 수 있는 것은 영양을 공급하여 심장과 장기 상태를 정상적으로 움직이게 하고 호흡을 하게 할 뿐입니다. 의식은 전혀 없습니다. 산송장이라는 말입니다. 그리고 장기간 움직일 수 없으니 욕창이 생기지 않도록 처치하는 방법밖에 없습니다. 그러니까 식물인간에 대해 병원과 공동으로 기공치유 연구는 꼭 필요한 일입니다. 계량과 과학적 분석을 전문으로 하는 현대의학과 우주의 근원인 기를 통한 치유기공이 환자들을 위해 서로 손을 잡고 영역을 확대해보자는 겁니다."

병원과의 공동연구로 기치료를 하면 많은 임상자료를 얻을 수 있고 기치료에 따른 식물인간의 변화 상태를 과학적으로 확인해볼 수 있는 좋은 기회가 될 수 있다. 이렇게 되면 임상자료를 기초로 해서 기에 대한 과학적 연구도 새로운 이정표가 될 수 있다. 또 불치병이나 난치병으로 고통 받고 있는 환자들에게도 큰 도움이 될 가능성도 충분히 있다. 현대의학 분야에서도 그 동안 외면해왔고 비과학이라고 가치를 도외시했던 기공 분야를 의학적 영역 안으로 포함해서 현대의학의 분야가 더 확대될 수 있는 기회로 삼을 수 있었다. 식물인간 상태의 환자를 침대에 눕혀놓고 깨어나기만을 무작정 기다리는 태도는 현대의학의 바람직한 태도가 아니다. 새로운 시도가 필요한 것이다.

기치료도 일종의 대체의학이고, 기공 분야의 대체의학에는 그 수준이 물론 천차만별이고 능력이 검증되지 않는 이들도 있다. 그러나 그것은 능력이 없는 자들에 불과하다. 현대의학과 협력해서 과학적인 데이터를 축적하고 검증하자는 그의 이런 제안은 중요한 것임에 틀림이 없다.

현대과학이나 의학으로 설명할 수 없는 현상은 현실에서 언제나 있는 법이다. 이것은 바로 현대과학과 의학이 현실세계를 해석해내는 데는 한계가 있다는 것을 보여주고 있다. 현대의학은 자신이 독점하고 있는 치료 영역을 개방할 필요성이 있는 것이다.

현대의학의 고정관념을 버려라

기공치료가 비과학적이라고 해서 배척할 필요는 전혀 없다.

처음 제너가 천연두 백신을 개발했을 때도 당시의 의학계에서는 굉장히 반발이 많았다. 소의 고름에서 만들어낸 것을 어찌 인간의 몸에 투여할 수 있겠는가 하는 주장이었다. 당시에 천연두 백신을 맞고 어떤 사람은 머리에 뿔이 돋고, 어떤 사람은 걷지 않고 엎드려 네 발로 달려갔다는 소문들이 그럴 듯하게 번져나갔던 것이다. 요즘에야 이런 이야기는 소가 들어도 웃을 이야기지만 그때는 전염병처럼 번져나갔다. 이처럼 새로운 방법은 늘 과거의 고정관념 세력에 의해서 배격되게 마련이다. 더구나 기공치료는 그 능력이 천차만별이고 계량화되어 있지 않기 때문에 그 실체를 증명하는 방법은 단 한 가지뿐이다. 실체 기공치유 과정을 통해서 불치병에 대한 특별한 성과가 나올 경우에 한해서이다. 이런 임상실험 과정을 통해서 기공치료에 대한 구체적인 연구가 나올 수 있고, 이런 자료는 현대의학이 진보하는 데 필요한 새로운 기회를 줄 수도 있다.

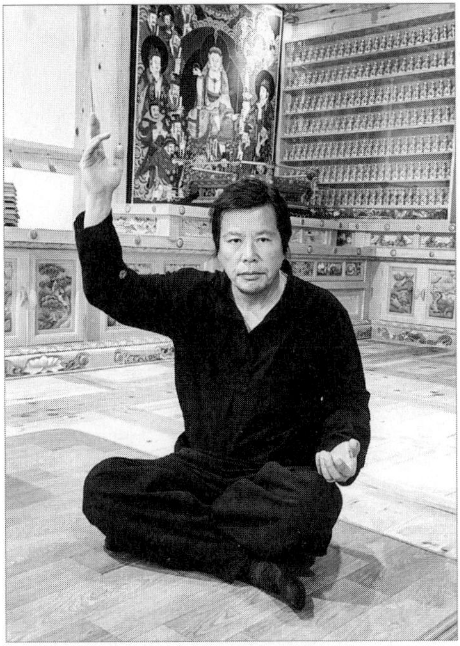

그는 식물인간은 물론 난치병에 대해서도 현대의학과의 공동연구를 하고 싶어 했다. 그는 자신의 기치료만이 전부가 아니라는 객관적인 자세를 가지고 있었다. 자신의 기치료에 대한 과학적 데이터를 통해서 그것이 현대의학의 발전에도 기여할 것이라는 기대를 가지고 있었다.

사실 식물인간에게 생명유지를 위한 치료만 하면서 우연이나 기적을 기다리는 자세가 더 비논리적이다. 기치료가 식물인간에게 미치는 연구를 통해서 기가 인체에 어떤 영향을 미치는지 체계적인 자료를 확보할 수 있는 기회가 무산되었다.

그는 거의 치료가 되지 않는 정신질환과 회복이 어려운 파킨슨병이나 강직성 척추염에 대해서도 공동연구를 하기를 제의했다. 그러나 병원으로서는 기로 식물인간을 정상 상태로 돌릴 수 있다는 가능성을 믿지 않았기도 했지만 만약 기치료로 식물인간이 정상 상태로 돌아온다면 이는 현대의학에 심각한 타격을 주는 일이기도 했다. 만약 그렇게 된다면 모든 질병을 기공치료 분야에 빼앗길 수도 있다는 염려도 할 수 있는 일이었다.

나는 그에게 물었다,

“그렇다면 확실히 선생이 말하는 치유기공에 자신이 있다는 말인데 직접 확인해봐야 하지 않겠습니까?”

“당연하지요. 자신 없이 그런 말을 하겠습니까?”

그의 자신만만한 태도가 단순히 말로서 끝나서는 아무런 의미가 없는 일이었다. 정말 그의 치유기공이 불치병이나 난치병 환자들에게 특별한 효과가 있는지는 그 결과를 살펴보아야 알 수 있는 일이다. 더구나 그는 자신이 단순히 치유기공에 그치지 않고 기를 통해 우주의 근본원리와 하늘의 이법을 공부해서 가장 단순한 깨달음에 이르는 길로 간다고 했다. 그는 거듭 자신은 도법을 수행한다고 강조했다.

"나는 하늘의 기운을 통해서 도법을 수행하는 사람입니다. 치유기공으로 질병을 낫게 하는 이유는 더 크고 넓은 우주의 이치를 알게 하는 하나의 방편일 뿐입니다. 우리나라에 도를 공부하는 사람은 많지만 체계적으로 도를 수련하고 하늘의 이법을 공부하는 도량은 없습니다. 그래서 나는 언젠가는 도법을 수련하고 현대의학에서 치료가 어려운 병을 치유하는 도교사원을 반드시 지어서 세상 사람들의 고통을 덜어주는 데 나설 것입니다."

그는 원대한 꿈을 가지고 있었다. 그런데 그를 만난 지 20년 가까이 지나서 정말 그는 경북 청도군 남산의 한 자리에 우리나라 최초의 도교사원을 설립하는 꿈을 이루어 내었다. 그의 오랜 집념과 노력, 그리고 백불기공을 통한 치유의 경험을 인정하는 사람들이 늘어나면서 그의 꿈도 현실화되었던 것이다.

치유기공과 우주의 근원

그는 자신의 기공은 흔히들 주장하는 기공과 달리 부드럽고 고요하면서도 활력이 넘치는 기공이라고 했다. 고요함과 활력을 동시에 겸비하지 않으면 도의 깊은 세계에 들어갈 수 없으며 하늘에서도 이를 인정하지 않는다고 했다.

"하늘이라면 어디를 말하는 겁니다. 우리 머리 위의 저 하늘을 말합니까?"

"그 하늘이 그 하늘입니다. 어떻게 이해해도 상관이 없습니다. 왜냐하면 누가 어떻게 알든 하늘은 언제나 우주의 근원으로 존재하기 때문입니다. 하늘은 우주의 근본을 말합니다. 천체물리학에서도 우주는 태초에 대폭발에 의해서 만들어졌다고 합니다. 우주의 나이가 얼마인가에 대해 과학자들은 여러 의견을 내놓고 있지만 사실 우주는 나이가 없습니다. 본래 그것 자체로 있었기 때문입니다. 세상에 있는 어떤 숫자로도 우주의 나이를 헤아릴 수 없습니다. 오직 우주는 기에 의해서 이루어졌습니다, 사람도 그 우주의 근본원리 아래 만들어졌기 때문에 기에 의해 생사가 결정이 됩니다. 우리가 흔히 기가 빠졌다, 기운이 하나도 없다고 말합니다. 하루하루의 일상생활도 다 기에 의한 것들임을 알 수 있습니다. 우리가 아침이면 맞이하는 태양도 영원히 타지는 않습니다. 언젠가 그 불꽃이 꺼지고 맙니다. 태양은 우주 전체에서 보면 야구공처럼 작습니다. 우리 눈에는 보이지 않지만 훨씬 더 넓은 우주가 있습니다. 천체물리학자들의 연구에 의해서 우주가 쉼 없이 확대되고 있음을 밝혀내고 있습니다. 눈에 보이지 않는 우주는 믿으면서 우리는 우리의 생명의 근본이며 우주의 근원인 기의 실체는 좀처럼 믿지 않습니다. 우주 저 멀리 있는 기는 바로 눈앞의 기이고 몸 속의 기입니다."

"그러면 몸 안의 기와 우주의 기가 똑같다는 말입니까?"

"그렇지요. 나누어지면 수없이 갈라지지만 모으면 하나가 되는 게 기이고 그것은 태초의 생명이며 지금의 생명입니다."

"어렵군요. 쉽게 설명하면 뭐라고 할 수 있습니까?"

"살아 있는 것들은 기가 있어서 살아 있습니다. 죽으면 기가 떠나고 기가 없는 곳은 다 굳어버리고 결국에는 썩어버립니다. 이건 사람도 짐승도 바위도 물고기도 똑같습니다. 그러니까 수만 가지 생명에 다 존재해서 살아 있게 하는 것이 기이지만 생명이 다하면 기는 사라집니다. 언젠가 태양도 빛을 잃지만 기는 영원합니다. 태양이 꺼져도 우주는 여전히 살아 있습니다. 진정한 태양은 바로 기입니다. 우리는 기에 의해서 삽니다. 기가 우리 몸에서 떠나가면 죽습니다. 우리 몸 속에도 태양 같은 기운이 가득 차 있습니다. 그곳이 어두워지면 얼굴이 어두워지고 그곳이 밝으면 얼굴도 환하고 자신이 하는 생활도 어려움 없이 잘 풀려나갑니다."

고요함과 활력을 겸비한 기공

"그러면 김 선생이 말하는 기는 김 선생 내부에서 나오는 겁니까? 아니면 그야말로 은하계 아주 먼 곳에서 오는 것입니까?"

"그것은 동시에 존재합니다. 나는 다만 우주 근원의 기운을 받아서 아픈 사람들에게 전달하는 매개체입니다. 하늘의 기운과 소리를 내 몸을 매개로 해서 받아서 병든 이들에게 전합니다. 그 과정에서 도의 원리가 생깁니다. 하늘의 근본을 통하는 것은 생명의 근본이고 도의 원리이며 그것은 하늘과 땅 사이를 연결하고 있습니다. 하늘과 땅 사이에 모든 기운이 안에서 합을 이루면 사람의 몸이 되고 밖에서 이루면 천지만물이 되는 법입니다. 그리고 그 자연은 우리의 몸과 다 연결이 되어 있습니다. 인간이 혼자 살 수 없지 않습니까? 자연과 함께 살아야 합니다. 새가 살지 못하고 물이 오염된 곳에서 사람이 살지 못하는 것과 같은 이치입니다. 그런데도 사람들은 함께 살아야 한다는 진리를 모르고 있습니다. 사람의 몸도 마찬가지입니다. 인체 내의 오장육부가 서로 조화되어 기가 원활하게 흐르지 못하면 병이 생기는 법입니다. 아무도 이 근본이치를 벗어날 수가 없습니다. 심장만 있어도 안 되고 위장만 강해도 안 됩니다. 이들이 서로 조화롭게 어울려서 기운을 주고받아야 합니다. 그러니까 몸의 기와 우주의 기가 서로 통하고 순환이 잘 될수록 우리의 몸도 기운이 넘치고 건강하게 됩니다. 사람이 아무리 돈이 많아도 건강하지 않으면 아무 소용이 없지 않습니까? 건강하면 모든 것들이 다 뒤따라오게 되어 있습니다."

그는 말하는 중간 중간에 손을 들었다가 탁탁 허공에 뿌리곤 했다. 나는 그게 궁금해서 왜 그러냐고 물었다.

"우주의 기운이 몸에 차 있어서 그렇습니다."

"그것 참 재미있는 현상이군요. 그러면 선생의 치유기공 원리는 어떤 것입니까?"

"기는 부드럽고 순박해야 합니다. 만물의 근원이 기로부터 비롯된다는 말은 많이 들었을 것입니다. 우주의 기운을 인체의 경락으로 운행하게 해서 본디 우리의 건강한 모습을 찾아줍니다. 나의 기공은 공중을 날아오르고 시계를 움직이고 나뭇잎을 찢었다가 다시 붙여내는 그런 식의 기공이 아닙니다. 그런 기공은 실제 아무 의미가 없습니다. 우주의 기운이 인체의 혈맥에 흐르면 마음이 평안하고 따스해집니다. 그래서 그 기운은 훼손되고 파괴된 몸을 우리가 받았던 본래의 몸으로 회복시켜 줍니다. 그러니 어떤 부작용도 없습니다. 치유기공은 갓난아기의 속살처럼 부드럽고 어린이의 눈동자처럼 맑으면서 힘이 있습니다."

도법은 실천의 법이다

"그러면 주로 어떤 이들이 치유기공을 받으러 많이 찾아옵니까?"

"여러 병원을 거치고, 다른 수많은 기공사들이나 능력자들, 아니면 접신이 되어 있는 무속인들, 심지어는 종교시설을 거쳐서도 낫지 못하는 이들이 주로 찾아옵니다. 더러는 전문의가 비공식적으로 보내주는 이들도 있습니다. 특히 정신병의 경우는 이런 경우가 많습니다. 치유기공은 단순히 기공 능력이 있다고 해서 되지 않습니다. 기를 수련하면서 우리 마음의 본래 자리를 찾는 수행을 하고 전생의 삶도 살펴보는 공부가 병행이 되어야 합니다. 기 공부는 마음공부이고 성품의 본래 자리를 알고 우주의 이치를 깨닫는 공부가 병행되어야 합니다. 옛날 우리에게는 도력이 깊은 분들이 있었지만 요즘은 그런 도력이 있는 분을 찾을 수가 없습니다. 맥이 끊어진 것이지요. 수행의 결과는 단순히 마음을 보는 경지에 이르는 것만이 아니라 사람의 병든 몸을 정상으로 되돌려주는 도력이 동시에 있어야만 합니다. 죽은 물고기도 살려내는 법력이 깊었다는 고승, 진묵대사처럼 큰 도력이 있는 분들이 있었지만 갈수록 찾아보기 힘듭니다. 도력은 단순히 보통사람이 할 수 없는 힘을 펼치는 것이 아니라 병든 사람을 구제할 수 있어야 합니다. 나는 우리나라의 도맥을 이어 그 뜻을 펼치고자 합니다."

"우리나라의 도맥은 어떻게 이어져 옵니까?"

"김시습의 『금오신화』에도 보면 옥황상제와 천상선인에 대한 이야기가 나옵니다. 도맥은 천상에 있는 것이 아니라 인간세상에 있습니다. 단군신화에서 우리의 도맥은 출발합니다. 신라 때 최고 문장가였던 최치원도 가야산에 들어가 신선이 되었다고 합니다. 원효대사와 도선국사, 김시습 그리고 의병장 곽재우도 우리 선조의 큰 도맥입니다. 곽재우 장군은 임진왜란 때 큰 공을 세우고도 공훈을 사양하고 가야산에 들어가 도법을 수련했습니다. 우리 선조들의 큰 도맥은 권태훈 선생에게 이어져 왔으나 그 이후 맥이 쇠잔해졌습니다. 나는 도맥을 이어 사람들에게 병을 없애고 늙지 않고 건강하고 행복하게 사는 하늘의 이법을 전하고자 합니다."

그는 도법을 강조했다. 도법은 천상에 있는 게 아니라 바로 여기 사람들이 살고 있는 현실을 통해서 수행함으로써 이루어진다고 했다. 현실에서의 단련을 통해서 도는 단숨에 얻어지는 것이 아니라 오래 한 길을 얻어야만 얻을 수 있다는 것이다.

"생과 사를 살펴보고 만물이 오고 감을 알아야 도의 흐름을 압니다. 그 경지를 수행하면 꾸밈도 없고 소박하고 당당하면서도 지혜로운 인생을 살 수 있습니다. 그냥 살펴보는 게 아니라 내면의 세계를 볼 수 있어야지요. 본시 우리 생명의 본질은 기입니다. 하늘의 도법을 얻기 위해서는 피나는 수련을 해야 합니다. 신명을 다 바치고 온 힘을 쏟아서 공부해야 합니다. 그리하여 하늘의 조화로운 기운을 펼칠 수 있어야만 도법을 알 수 있습니다. 도법은 실천의 법입니다."

어떤 악령과도 싸워서 이긴다

그는 도법을 말했지만 사실 나는 그것보다 치유기공이 구체적으로 난치병 환자들에게 어떤 결과를 나타내는지가 더 궁금했다. 특히 낙태된 영혼들이 살아 있는 사람들의 몸에 달라붙어 여러 질병을 일으킨다고 말한 내용들이 인상이 깊었다. 왜냐하면 2007년 로마 교황청에서도 악령에 의한 인간의 고통이 너무 심해지기 때문에 특별히 악령을 퇴치하는 구마사제를 양성한다고 공식적으로 발표했기 때문이었다.

교황청의 이런 발표는 영화 〈오멘〉에서 보는 것처럼 사람의 몸에 악령이 달라붙는 현상이 실제 현실 곳곳에서 일어나고 있기 때문에 구마사제를 특별히 양성할 필요성이 있다는 것을 인정하는 것이다. 약물치료나 심리치료 등 정신과적 치료로서 어떤 효과가 볼 수 없기 때문에 이런 구마사제가 필요할 수밖에 없다고 교황청에서도 인식하고 있었다.

미국에서는 사탄숭배와 흑마술에 빠지는 청소년들이 많아지면서 구마사제와 상담하는 일들이 많아졌다. 바티칸에서 비공개적으로 훈련받은 구마사제는 집안이나 청소년의 몸에 침투해서 내면의 고통과 불안감을 일으키고 어떤 특정한 장소에 집착하는 악령들을 퇴치하는 일을 한다. 구마사제들은 대부분 악령에 홀린 사람들 앞에서 하나님에게 도움을 청하는 기도를 하고 악령에게 떠날 것을 명령하는 기도를 한 다음 십자가와 성수를 뿌리는데 악령이 침투된 이들은 눈이 뒤집히거나 입에 거품을 무는 등의 현상을 나타낸다고 한다.

구마사제들은 의학적으로 판단할 수 없는 특이한 행동들에 대해서 그들만의 특별한 악령 퇴치의식을 거행한다. 그런 의식은 영화에서 보듯이 단순히 흥미 이상이 아닌 상당히 어렵고 엄숙하면서도 고통스러운 의식이다.

악령을 퇴치하는 과정 중에 퇴마사들이 가장 힘들어하는 부분은 정신분열증을 앓는 이들이다. 퇴마사들이 만든 조직인 세계퇴마사협회에서는 악령의 세계가 인간보다 더 힘이 세기 때문에 악령들을 퇴치하기 위해서는 외부에 전혀 드러내지는 않지만 아주 특별한 교육을 하고 있다고 한다. 우리나라에도 이런 교육을 받은 구마사제가 있지만 신분이 노출되어 있지는 않다.

'퇴마'와 '구마'는 같은 말이다. 이는 어떤 사람이나 물건에서 악령을 내쫓는다는 의미이다. 물건의 경우도 악령이 달라붙어 있는 경우도 있다. 오래된 장롱이라든지 사람들이 다 집착하는 도자기 등에 달라붙어 있어서 옛 사람들은 밖의 물건을 함부로 집안으로 들이지 않는다. 구마의식은 당사자를 보호하기 위해 외부에 공개하지 않으며 악령은 회귀본능이 강해서 다시 그 자리로 돌아오기 때문에 구마사제들과 악령과의 영적인 싸움이 거듭되어야 한다고 한다.

2부

치유기공의 세계

다중인격 사회의 현상

다중인격에 대한 치유기공의 시각

백불기공의 세계로 들다

백불기공의 원리를 말하다

척박한 땅에 꽃을 피우다

다중인격 사회의 현상

그는 우리 사회가 점점 다중인격 사회가 되어가는 것도 인간에 대한 악령의 공격 때문이라고 해석했다. 악령들이 집안이나 가족 등 인연이 있는 사람은 물론이거니와 아무런 연고가 없는 사람들에게까지 달라붙어 병을 일으키고 정신적인 혼란을 주는 빈도가 점점 높아지고 있다고 했다. 영혼들이 인체 내부에 달라붙어서 정신혼란을 일으키거나 이중인격 증세를 보이고 돌발적인 행동을 하게 한다는 것이다.

"그러면 대부분의 정신병이나 난치병이 죽은 영혼들이 인간에게 집착해서 일으키는 질병이란 말입니까?"

"실제 치유기공을 투사해보면 백일하에 드러납니다. 그건 아픈 사람 스스로의 입으로 다른 영혼이 소리를 냅니다. 나는 이런 경험적 사실이 많습니다. 이건 믿고 안 믿고의 문제가 아닙니다. 현실입니다. 그런데 대부분의 현대의학 신봉자들이나 과학지상주의자들은 이를 믿지 않습니다. 실제 현상이 있는데 이것을 믿지 않는다니 말이 됩니까? 그게 거짓말이 아니겠습니까? 현대의학으로 해석해내지 못하고 있고 전통이 깊은 교황청에서도 악령의 피해를 말하고 있는데, 이런 현상을 부정할 수는 없는 일입니다."

그는 소리를 높였다.

"지금 동쪽에서 해가 떠서 남쪽으로 가고 있는데 누가 그것을 믿지 않겠다고 말하는 것과 똑같습니다."

그의 말대로 영혼에 의한 문제가 구체적 사실로 드러난다면 그 사실에 맞는 치료인식의 틀도 새로워져야 한다는 게 맞는 말이다.

"기가 보이지 않는다고 우리는 너무 무시합니다. 움직이지 않는 것은 죽게 됩니다. 물도 흐르지 않으면 고여서 썩습니다. 기도 그렇습니다. 기는 자유자재로 움직입니다. 만물의 성장도 순환하는 기에 의해서 이루어집니다. 기를 무시하는 것은 생명의 근원을 무시하는 겁니다."

인간의 양면성은 왜 그런가

이중인격 또는 다중인격에 대해서 널리 알려진 소설은 영국 소설가 로버트 스티븐슨이 쓴 소설 『지킬 박사와 하이드』이다. 짧은 이야기는 이렇다.

런던에 사는 지킬 박사는 높은 학식과 인품으로 존경을 받는 인물이다. 그러나 속으로는 남의 시선을 의식하지 않고 마음대로 살고 싶어 하는 욕망에 사로잡혀 있다. 그것은 모범생으로 칭찬받아온 어린 시절부터 그런 욕망을 품어왔다. 그는 연구 끝에 인간의 마음속에 선한 마음과 악한 마음을 완전히 분리해주는 약을 발명한다. 그 약만 있으면 선한 마음과 악한 마음 사이에서 괴로워하지 않고 하고 싶은 일을 마음껏 저지르고 살 수 있기 때문이다. 그는 그 약을 마시고 살인도 저지르지만 다시 선한 마음의 약을 마시면 지킬 박사로 되돌아온다, 그러는 사이에 약을 먹지 않아도 악한 하이드가 되는 순간이 점점 많아진다. 약이 다 떨어지자 그는 지킬 박사로 돌아갈 수 없어 마침내 자살을 하고 만다.

이 소설은 인간의 양면성을 이야기할 때 주로 인용된다.

이런 인격의 이중성이나 다중성 문제는 정신분석학의 오랜 주제이다. 칼 구스타프 융은 이런 이중성을 '그림자'라고 설명한다. 인간에게는 무의식 속에 자아의 어두운 모습이 있고 이것이 어떤 상황에서 폭력적으로 드러난다는 것이다. 요즘 이런 사람들이 많다. 묻지마 살인이나 운전 중의 폭력 등 인격장애와 충동적인 행동으로 사회적인 문제가 되는 것이다. 기분이 자주 바뀌고 스스로 자기 행동에 놀라고 극과 극의 행동을 하거나 나중에 후회하는 행동을 스스럼없이 한다. 말과 실제 행동이 지나치게 다르거나 아무 이유도 없이 불쾌한 감정을 여과없이 드러내고 폭발적으로 화를 내는 사람들이 갈수록 늘어난다.

이들은 자신의 행동을 전혀 기억하지 못하기도 하고 갑자기 다른 사람이 되기도 한다. 공격적이고 감정이 폭발하는 충동조절 능력에 장애가 오는 것이다. 경제적이나 심리적으로 좌절한 사람들뿐 아니라 겉으로 멀쩡한 사람들도 일탈에 빠지거나 상식을 벗어나서 상대에게 피해를 입히는 행동을 하기도 한다. 자신 안에 또 다른 자아가 갑작스럽게 밖으로 돌출되는 것이다.

다중인격에 대한 치유기공의 시각

이중인격이나 다중인격에 의한 정신적인 혼란을 정신의학에서는 해리성장애라고 한다. 해리(解離)는 풀려서 떨어져 나간다는 의미이다. 자기 의식이 몸을 떠나서 자신의 인격이 다른 인격으로 분리되어 나타는 것이다.

그는 이런 다중인격에 대해서 정신의학과는 다른 해석을 했다.

“실제 치유기공을 통해서 퇴마의식을 거행해보면 외부의 다른 영혼들이 인간의 신맥에 자리를 차지하고 버티고 있는 것을 종종 봅니다. 흔히 자신 안에 또 다른 자신이 들어 있는데 그런 다른 영혼들이 여러 명 존재합니다. 한 사람의 몸에 여러 영혼들이 들어와서 에너지를 갉아먹는 현상이지요. 이들은 원래의 몸 주인에게 우울증을 일으키게 하거나 자살충동, 기억상실, 폭력, 약물남용 등의 극단적인 증세를 일으키고 이런 증상이 오래 가면 거의 일상생활이 불가능해서 심하면 평생 정신병원에 갇혀 지내기 쉽습니다. 그렇다고 병이 낫는 것은 전혀 아닙니다. 다만 감금될 뿐입니다. 이런 식으로 자꾸 가면 우리 사회 전체가 거대한 정신병동이 됩니다. 자신의 정신 안에 다른 영혼이 침투해 있는데 이를 제거하지 않고 단순히 해리성장애라고 진단하고 진정성 약물을 투여해서는 근본적인 치료책이 되지 못합니다. 약물중독이 되어서 점점 힘을 잃게 됩니다. 근육이 나른해지고 눈동자가 풀려서 아무 일도 못하게 됩니다."

"신맥은 어디를 말합니까?"

"우리 몸에는 마음이 다니는 자리가 있습니다. 그걸 신맥이라고 합니다. 그곳에서 희로애락의 감정에 대한 판단과 절제를 합니다. 본래 그 자리는 태양처럼 환하고 별처럼 반짝이는 자리인데 다른 영혼이 침투하면 정신장애가 일어납니다. 자동차로 말하면 핸들이 오작동을 일으키고 엔진이 이상연소를 하는 것입니다."

굳이 그의 표현과 우려가 아니더라도 최근 들어 감정을 주체하지 못하거나 예측불허의 행동을 하는 사람들이 늘어난다. 그런 현상은 우리나라뿐 아니라 미국이나 유럽에서도 흔한 일이다. 종교적인 신념이나 정치적인 갈등으로 폭탄테러를 일으키는 사건과는 다르다.

특히 총기를 들고 동료학생들을 무차별적으로 쏴죽이는 미국 학교의 총격사건들은 정신적인 문제 이상의 어떤 원인이 있다. 이런 행동들이 많아지면 불안한 사회가 될 뿐 아니라 사회적 비용도 그만큼 늘어날 수밖에 없다. 정신이상 현상이 오래가면 완치도 그만큼 어렵다. 이런 유형들은 도박이나 술 등에 중독되기도 하고 사기꾼 기질로 나타나는 것과는 전혀 다른 행동을 보인다. 대부분 자신을 해치는 것보다 상대를 해치는 예측불허의 행동을 한다. 그런 행동의 결과는 스스로 자살로 마감하는 경우가 많다. 당사자는 완전히 자기 자신이 상실되고 다른 인격들이 자신의 신체 주인노릇을 하기 때문에 실제 자신의 행동을 전혀 기억하지 못하기도 한다.

외부 영혼의 점령, 육신은 무정부상태

자신의 내부에 다른 영혼이 들어와 점술(공수)을 이야기하는 무속인들의 경우도 있다. 이들에게는 자신과 관련이 있거나 역사적인 이름을 가진 영혼이 들어와 앞을 예지하고 원혼을 풀어주는 굿을 하기도 하지만 앞의 해리성장애와는 아주 다르게 정상적인 생활을 하고 있다. 그들은 필요한 경우에만 자신이 모시는 영혼을 불러서 앞일에 대한 예언을 듣기 때문이다. 갓난아기의 영혼이 접신하면 어린 아기의 동작도 하고 목소리도 그렇게 낸다. 음식도 과자나 사탕 등 단것을 좋아한다. 장군신이 접신(接神)하면 거친 목소리를 내고 술을 벌컥벌컥 마신다. 또 도무지 알아볼 수 없는 글씨를 쓰면서 하늘의 글을 쓴다고 하는 이도 있다. 다만 이들이 정신질환과 다른 이유는 정상적인 활동을 하면서 필요할 때만 접신(接神)을 하기 때문에 생활에는 지장이 없고 일상적인 생활을 유지하는 점이 차이가 있다.

그러나 빙의(憑依)에 의한 정신장애는 하나의 몸에 대부분 다수의 영혼들이 자리를 잡으면서 몸이 나른하고 잠을 제대로 못 자면서 일상생활을 거의 하지 못하고 이상행동을 하는 데 있다. 병원 진단에서도 신경성, 또는 정신장애 등의 병명만 나올 뿐이다. 이런 고통을 앓는 이들은 마지막에는 종교시설을 찾아가 구병시식이나 안수기도 등을 통하지만 별로 효과가 없다. 몸 속에 들어 있는 영혼들은 그 원망이 깊어 쉽게 빠져나가지 않는다. 몸에 달라붙은 영혼들은 그 몸의 영양분을 흡수하기 때문에 기력이 점점 떨어지게 된다. 몸에 달라붙은 영혼들이 에너지를 소비하기 때문에 나이에 비해 빨리 늙어 보이고 자해행동이나 돌출행동을 하는 등 이상행동도 갈수록 심해진다.

이들 영혼들이 내부 장기에 들러붙으면 기능에 이상을 가져오고 암 등의 질병도 불러일으킨다. 육체적인 고통과 정신적인 장애가 동시에 일어나는 것이다. 자기 몸을 자기 뜻대로 움직일 수가 없고 심지어는 내부의 영혼에 따라 움직이며 헛소리를 하기도 한다. 이들 영혼들이 몸을 타고 들어오는 경로는 주로 눈과 목, 머리, 어깨, 겨드랑이, 사타구니를 타고 들어와 따뜻한 곳에 자리잡아서 그들만의 집을 짓는다. 그것은 벌레들이 다른 벌레의 몸에 알을 낳으면 그 알들이 다른 벌레의 몸 속 양분을 갉아먹으며 자라는 것과 같다.

초기에는 몸이 피곤하고 소화가 잘 되지 않으며 피해망상 증세가 나타나기도 하고 누군가 자기를 노려보고 있다는 착각에 빠지기도 한다. 영혼이 어디에 자리잡는가에 따라 해당 장기가 이상증세를 일으키기도 한다. 이런 영혼들은 그들 자체가 죽기 직전의 의식에 머무른 상태인데, 주로 갑작스러운 변고에 의해 목숨을 다한 것들이 많아서 사람의 몸에서 온갖 해로운 짓을

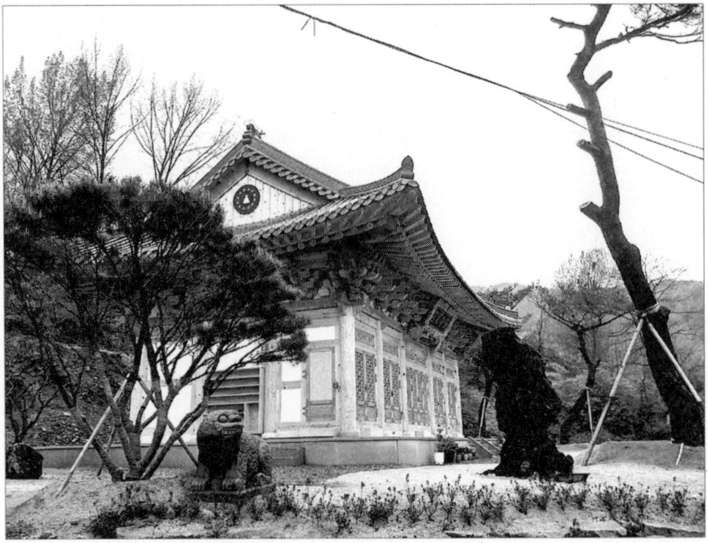

한다. 그래서 영혼의 침투를 받은 사람은 스스로의 결정과 행동에 의해서가 아니라 이들 영혼들의 노예가 되는 것이다.

이렇게 되면 육신의 소유권을 상실해버린다. 그래서 스스로의 정신적인 성장은 완전히 중지되고 여러 가지 사고를 일으킨다. 영혼이 몸을 침투한 기간이 오래될수록 그 피해가 많다.

약물치료 등 미봉책을 써서는 안 된다

정신장애 현상 가운데 자신의 의사와 관계없이 눈을 깜박이거나 소리를 지르는 틱장애 현상들도 이와 무관하지 않다. 이런 현상에 대해서 현대의학에서도 분석만 내놓을 뿐 좀처럼 해결의 실마리가 보이지 않고 치료도 잘 되지 않는다.

그는 이런 정신적 장애를 어떤 방식으로 치료하는지 분명하게 대답했다.

"현대의학을 하는 사람은 과도한 노동이나 스트레스, 적은 수면시간이나 출세에 대한 압박감, 또는 성장과정에서의 심각한 학대와 폭력을 겪어서 나타난다고 해석합니다. 그러나 아주 어려서부터 이런 현상이 나타나는 경우도 많습니다. 예를 들어서 자폐증 문제도 그렇습니다. 어려서 무슨 심각한 학대나 폭력을 겪지 않았는데도 자폐증을 보이는 아이들이 많고 이들은 대부분 평생 누군가 보호해주어야 합니다. 따라서 사회적 비용도 더 많이 듭니다. 여기에는 반드시 악령이 붙어 있는 경우가 적지 않습니다. 증세가 심한 경우는 외부의 한, 두 영혼이 붙어 있는 것이 아니라 많게 10개 이상의 영혼들이 몸에 달라붙어서 이상증세를 불러일으킵니다. 이것을 현대 정신의학에서는 받아들이지 않습니다. 약을 복용하면 증세가 잦아들기는 하지만 그것은 미봉책에 불과합니다. 자신의 정신이 나약해 있는데 일시적으로 그 기력을 소진시켜 그런 행동을 못하게 할 따름이지요. 속으로 불씨는 그대로 두고 밖으로 불꽃만 보이지 않게 하는 것과 같은 치료방법입니다."

"틱장애나 정신분열증도 바로 그런 외부 영혼들의 침입 때문에 일어나는 현상입니까?"

"그런 경우가 많습니다. 생각해보십시오. 어느 특정한 순간에 계속 손을 흔들고 욕을 하고 소리를 지르면서도 자신이 그것을 통제하지 못하는 현상을 어떻게 해석하겠습니까? 그건 자신의 몸 속에 자리잡은 다른 영혼들이 저지르는 행패입니다."

"그것도 치유기공으로 치료가 가능합니까?"

"물론입니다. 해리성장애이거나 스트레스성장애 등 진단만 있을 뿐 치료 방법은 명확한 효과를 나타내지 않습니다. 몸 안에 수많은 외부 영혼들이 침투해서 혼란을 저지릅니다. 기공치유를 해보면 외부 영혼들이 스스로 빙의된 사람의 입을 통해 이실직고하게 되어 있습니다."

그는 자신만만하게 말했다. 동시에 식물인간에 대한 공동연구를 제안하는 것과 똑같이 정신의학과 기치료에 대한 공동연구를 진행한다면 단순히 약물치료 방법 이상의 새로운 방법을 찾아낼 수 있을 것이라고 기대했다.

"성장기에 정서적이거나 성적 학대가 트라우마의 원인일 가능성도 있고 유전적이고 환경적인 가능성일 수도 있다고들 하지 않습니까?"

"물론 그런 기억이 있는 이들이 쉽게 다중인격장애나 틱장애가 올 수 있겠지요. 그런데 대부분 외부 영혼이 침투해서 다중 인격장애나 틱장애 같은 현상에 일어납니다. 요즘의 떠도는 영혼들은 사람을 무차별적으로 공격하고 있습니다. 인연이 있는 사람은 물로 아무런 연고가 없는 이들에게도 달라붙습니다. 때로 집단을 지어서 공격합니다. 문제는 이런 비정상적인 사람들이 점점 많아지고 있고, 이들은 다른 사람에게 분노를 표출하거나 익명성에 기대서 극단적인 행동을 하고 불을 지르기도 합니다. 이것을 단순히 정신병이라고만 단정해서는 해결방법을 찾기가 어렵습니다. 그러면 이들을 다 정신병원에 수용하는 것으로 끝내야 합니까? 사회적으로 격리시키는 것이 목적이어서는 안 됩니다. 그들을 회복시켜 정상적인 활동을 할 수 있도록 해야 합니다."

"김 선생은 그 원인이 외부의 영혼이 달라붙어서 그런 문제를 일으킨다고 보고 있습니까?"

"기공을 투여하면 바로 외부 영혼이 문제를 일으킨다는 사실을 실제 두 눈으로 확인하게 됩니다. 믿기지 않겠지만 사실이 그렇습니다. 정신과 약물을 장기적으로 복용하면 점점 심신이 피폐해지기만 합니다. 우리나라는 낙태수술을 많이 해왔습니다. 태어나지도 못하고 갈가리 찢긴 어린 영혼들이 인간들에게 무차별하게 달라붙어서 온갖 질병과 혼란을 야기합니다. 물론 이런 말을 하면 현대의학에 종사하거나 나름대로 지식이 있다고 하는 사람들은 무슨 허황하고 비과학적인 소리를 하느냐고 전혀 믿지 않습니다. 그게 오히려 더 큰 문제이지요. 현실은 그렇지 않으니까요. 점점 정신장애를 일으키는 사람들이 많아지고 있고, 이는 사회적으로 경제적으로 큰 손실인데도 정신병원 입원 등의 미봉책의 방법만 쓰고 있을 뿐입니다. 이런 이들의 몸에 붙은 외부의 영혼을 제도해서 하늘로 올려 보내고 약해진 몸을 강건하게 하는 기공수련을 한다면 완치하는 것은 물론이거니와 놀라울 정도로 사람이 새로워지게 됩니다. 나는 그런 치유기공와 영혼 천도를 하면서 그런 현상을 수없이 만났습니다."

로마 교황청도 인정한 '악령의 폐해'

그는 답답하다는 듯이 가슴을 툭 치고는 말을 계속했다.

"내가 치유기공의 능력이 없이 혹세무민한다면 지금까지 이 길을 걸어 왔겠습니까. 요즘 세상이 어떤 세상인데 거짓능력으로 말할 수 있습니까. 한두 번은 속일 수 있겠지만 근 30여 년을 치유기공의 세계를 구현해 왔습니다. 사실 가톨릭에서도 구마의식에 대한 교육을 하고 있지 않습니까? 공식적으로 교황청에서도 인정할 정도로 악령의 폐해는 굉장히 심각한 문제입니다. 이런 현상을 과학적으로 증명할 수 없다고 해서 이를 거부해서는 안 됩니다. 과학이 뭡니까? 해석이 되지 않으면 전부 비과학이고 미신입니까? 오히려 해석해내지 못하는 과학이 반쪽일 뿐 아닙니까?"

그는 현대의학이나 과학적 태도가 눈에 보이지 않는다고 해서 비과학으로 몰아붙이는 태도는 불행한 일이라고 했다. 이와 함께 그는 태어나지도 못하고 죽은 영혼들이 집단화되어서 원한이 쌓여 마구잡이로 사람들 몸에 달라붙는 현상 때문에 정신질환이 점점 더 많아질 것이라고 예측했다.

그는 사람 몸에서 이유를 알 수 없는 병이 깊어져 회복할 수 없는 정도가 되거나 집안에 수많은 불행한 일들이 일어나는 원인은 사람의 몸을 숙주로 삼아 영혼들이 기생해서 몸과 마음의 구조를 혼란시키기 때문이라고 했다. 특히 정신력이 약하고 고민이 많은 사람일수록 공격의 대상이 된다고 말했다.

"현대의학과 과학은 눈에 보이는 세계를 다룹니다. 그러나 도법의 세계는 눈에 보이지 않는 세계를 이해하고 그것을 눈에 보이는 세계와 동등하게 받아들입니다. 눈에 보이는 적보다 눈에 보이지 않는 적은 이기기가 더 어렵지 않습니까? 사람의 몸에 자리를 잡고 들어서서 뿌리를 내리고 질병을 일으키는 영혼을 제도해서 하늘로 보내고 쇠약해진 몸과 마음을 수행하는 데는 도법이 가장 효과적입니다."

정신장애의 정확한 원인을 찾아라

모든 병은 그 원인을 알아야 정확하게 치료할 수 있다는 것이다. 대부분 원인을 알 수 없을 때 신경성이거나 스트레스성 장애라는 진단을 내리거나 과민성이라고 한다. 그는 이런 정신적 혼란에 대해 진통제나 신경안정제, 항우울제 등에 의존하는 것도 문제라고 했다.

"우울증, 신경쇠약, 정신분열, 다중성격, 틱장애에 대해 약처방을 하지만 오히려 이런 약물을 장기적으로 복용하면 약물에 따른 중독증세가 오게 됩니다. 정확한 원인을 찾지 못해 돈과 시간을 낭비하고 몸이 피폐해져서야 내게 찾아옵니다. 영혼들의 세계도 우리 사회와 별반 다르지 않습니다. 같은 취미를 가진 이들끼리 많이 모이는 것처럼 이들도 집단화되어서 인간을 괴롭힙니다. 그들은 갖가지 인연에 따라서 사람들에게 달라붙어 있는데 약물로 치료가 되지를 않습니다."

나는 점점 그의 이론 속으로 이끌려 들어갔지만 정말 그가 그런 능력을 갖고 있는지 궁금하지 않을 수 없었다. 그가 말하는 도법이 어떻게 몸에 달라붙은 영혼을 제거할 수 있는지도 확인해보고 싶었다.

"김 선생이 가지고 있는 치료기공 능력은 누구나 수행을 통해서 얻을 수 있습니까?"

"물론이지요. 그러나 뭐든지 쉽게 이룰 수 있는 게 어디 있겠습니까? 백불기공을 이루는 과정에서 수많은 시련과 현실에서 주는 고통이 수반됩니다. 하늘은 인간에게 혹독한 시험을 반드시 거치게 합니다. 그 과정을 잘 견디어 내어야 비로소 그 세계를 이룰 수 있습니다. 그 길은 멀고 힘들기도 하지만 하늘의 뜻이 있어야 합니다. 생성과 소멸의 이치를 알아야 합니다. 누구나 이런 경지에 오를 필요는 없습니다. 자신의 몸과 마음을 정결하게 가꾸면 건강해질 수 있습니다. 마음에 장애가 없어야 세상이 아름답게 보이는 법입니다. 바로 그게 도법으로 가는 첫 관문입니다."

"그러면 선생이 말하는 백불기공은 정신병 치유에 탁월한 효과를 가지고 있는 모양이지요?"

그러자 그는 씩 웃었다.

"자신이 없으면 어찌 그런 말을 합니까? 내가 한 말을 직접 실천해서 결과로 증명하지 않고 어떻게 그런 말을 하겠습니까? 손바닥으로 잡지를 붙여 올리고 난초 잎을 튕기는 사소한 재주는 사람들이 눈으로 보지 않으면 믿지 않으니 잠시 선보였을 뿐인 작은 것입니다. 이런 일은 더 이상 하지 않습니다. 오직 중생을 구제하는 일에 전념할 뿐입니다. 하늘의 이법은 누구에게나 차별이 없습니다. 그러나 같은 나무의 가지도 길고 짧고, 한 손의 손가락도 길고 짧은 것은 다 그 뜻과 쓰임이 다르기 때문입니다."

"그건 그런데 무슨 뜻인지 잘 모르겠군요."

"허, 참. 현대의학은 현대의학의 분야가 있고 치유기공은 치유기공의 분야가 있다는 말입니다. 나는 과학자도 의학자도 아닙니다. 다만 도법을 공부하는 사람입니다. 수행과 수련을 통해서 하늘의 목소리를 듣고 혹독한 시험을 통해서 치유기공의 능력을 하늘로부터 받았습니다. 이 백불기공은 난치병, 특히 영혼들이 달라붙은 빙의에 따른 난치병을 치료하는 데 탁월합니다. 실제 눈으로 직접 치유 과정을 확인할 수 있습니다. 의학자들은 이제 더 이상 기에 대해 부정적이거나 배타적이지 않고 기가 병을 치유하는 과정을 데이터를 통해서 밝혀주어야 할 때입니다. 미국에서는 기공도 대체의학의 중요한 분야로 인정하고 있습니다. 우리도 더 열린 자세로 서로를 포용해야 합니다."

그는 나를 보며 답답한 듯이 기에 대해 오래 설명했다. 기가 인체에 투입이 되면 뇌세포를 정상화시키고 뇌 호르몬의 분비를 활성화시키서 인체의 자연치유력을 높여준다고 했다. 그래서 자신이 기를 투여한 결과, 특히 간질, 중풍, 정신분열, 파킨

슨병에 놀라운 효과가 나타난다고 했다.

스스로 맑은 기운을 닦아 밝은 등불 되어야

"건강한 육신이 있어야 건강한 정신이 깃든다고들 하지 않습니까? 우리가 인간으로 태어난 이상 스스로 맑은 기운을 닦아 밝은 등불이 되어야 합니다. 우주에는 우주를 움직이는 기운이 있고 사람에게는 사람을 움직이는 기운이 있습니다. 이들은 동시에 하나이면서 천 갈래 만 갈래로 나누어집니다. 수행을 통하며 마음의 눈을 뜨고 하늘의 기운을 느끼면 영혼을 맑게 하는 일이 얼마나 소중한지 알게 됩니다. 수행을 통해서 마음의 눈을 떠야 합니다. 지금의 이생만이 다가 아닙니다. 다음 생은 이생에서의 수행의 결과로 이어집니다. 돈과 명예, 행복도 집착하면 크게 화를 불러옵니다. 지식과 권력도 마음의 눈이 캄캄하면 오히려 불행의 씨앗이 됩니다. 그러므로 이런 외부 영혼에 공격받지 않고 건강한 몸과 마음을 지니기 위해서는 선량한 행동을 실천하고, 자신의 생각과 마음을 바르게 해나가도록 꾸준히 노력해야 합니다."

그는 단순히 치유기공이 만능이라는 것을 강조하지는 않았다. 그는 무엇보다 살아가는 태도와 방법이 바로 기의 운행과도 밀접하다고 말했다. 특히 그는 실천을 강조했다. 그래서 선량한 행동을 실천하기 위해서는 무엇보다 감정을 절제해야 한다는 것이다. 어떤 경우에도 화를 내어서는 안 된다고 했다. 화를 낸다는 것은 미친 개가 날뛰는 것과 같아서 정신을 흐리게 만들고 더 자주 화를 내게 되고 실수를 반복하며, 마침내는 마음이 혼탁해지고 어두워서 눈앞의 사물조차 제대로 보지 못한다고 했다. 이렇게 눈앞이 어두워지고 기가 혼탁해질 때 외부의 영혼이 몸에 침투하기가 더 쉽다는 것이다.

백불기공의 세계로 들다

"그러면 백불기공이라는 것이 어떤 것입니까? 흔히들 능력이 없는 이들이 기치료를 한답시고 해서 피해를 입히는 사례들도 볼 수 있습니다. 미국에서도 대체의학이 인기몰이를 하자 기치료라는 이름을 내건 이들이 적지 않았습니다. 물론 기공은 개인의 능력에 따라 천차만별이라는 것 정도는 알고 있습니다. 기치료는 일반적이고 오직 개인의 능력과 경험에 달려 있지요. 특히 빙의치료는 영적 능력과 기공 능력이 출중해야 가능하지 않습니까?"

"무속인이나 신내림으로 하는 치료는 기치료가 아닙니다. 이런 것에 속는 사람들이 많습니다. 그리고 종교적인 어떤 행위도 그 사람에게 성령이 없으면 불가능하고 하나의 형식에 불과합니다."

그는 어떤 주문이나 주술에 의지해서는 안 된다고 했다. 그래서 사이비 기공사들에 대한 염려도 적지 않았다. 기에 대한 관심이 많아질수록 가짜들도 점점 많아지는 것은 모든 분야에서 나타나는 현상일 수밖에 없다.

"흔히들 기치료를 통해 단번에 나았다는 이야기를 하는 사람이 있다면 그것은 분명 가짜입니다. UFO를 보고 기공 능력을 받았다고 하는 이야기는 허황할 뿐입니다. 철저한 수행의 과정 없이 치유기공은 완성되지 않습니다. 다만 그런 사람들이 점점 많아지니 진정한 능력자도 그런 오해를 받을 수밖에 없습니다. 또 기공치유는 한두 번에 되는 것이 아닙니다. 오랜 질병은 최소한 몇 달 간의 꾸준한 치유기간을 가져야 비로소 효과를 볼 수 있습니다. 첫 술에 배가 부르고 단번에 해결되는 질병은 인간 세상에 없습니다. 병의 뿌리가 깊은데 그것을 완전히 뽑아 내려면 시간이 걸리지요, 특히 빙의가 된 사람의 질병은 그 몸에 붙은 영혼을 쫓아내어 제도를 하고 다시 몸에 달라붙지 않도록 치유기공으로 몸과 마음을 튼튼하게 해야 합니다."

"백불기공은 어떤 것입니까?"

"백불기공은 고요함과 움직임, 이 두 가지 세계를 동시에 품고 있는 완전한 기공입니다. 많은 수행자들은 거의 정적인 수행만 하고 있고, 무술을 배우는 이들은 동적인 공부에만 매달립니다. 고요함의 공부는 참선, 명상처럼 자신의 자아를 찾아서 본래 성품의 자리를 찾는 공부이지만 동적인 공부는 하늘의 소리를 듣고 그 기운을 받아서 움직이는 공부입니다. 동적인 것은 우주만물의 움직임을 느끼고 자연의 기운들을 몸으로 느끼면서 그것의 기운을 자신의 몸에 하나씩 일치시키는 공부입니다. 이런 고요함과 움직임의 공부를 동시에 접해야 비로소 백불기공의 길로 접어듭니다. 움직임의 공부만 하면 무술로 떨어지기 쉽고 고요함의 공부에만 집착하면 자신만의 성품을 보고자 하는 견성의 자리에만 멈추어버려서 이 험난한 세상에 하늘의 소리를 전할 수가 없습니다. 음과 양이 있어서 만물이 생겨난 것처럼 정과 동이 있어야 조화롭고 서로 평등하면서 진정한 기의 능력을 갖출 수 있습니다. 백불기공은 그런 세계입니다."

그는 덧붙여 말했다.

"고요함으로 움직임을 제어하고 움직임으로 고요함을 따르며, 움직임이 고요함을 깊게 하고 고요함은 움직임을 자유자재하게 해서 도법의 이치에 이릅니다. 그리하여 애착과 집착을 마음에서 놓아버리고 평범하면서도 단순한 하늘의 이법을 몸으로 느껴서 실천해야 합니다. 정과 동, 두 가지의 기운을 자유자재로 운용할 수 있어야 비로소 진정한 치유기공의 세계로 입문할 수 있습니다."

신비주의는 현실을 외면하게 한다

그는 도법을 닦는 이는 단순히 기공의 능력을 수행하는 것만이 아니라 우주의 이치와 자연의 이법, 하늘의 도리에 귀를 기울이고 그 뜻을 알아야 한다고 강조했다. 또 함부로 신통력을 보여서도 안 된다고 했다. 그렇게 하면 사람들은 신통력에만 관심이 있을 뿐 하늘의 바른 기운과 말씀, 그리고 그 말씀을 생활 속에서 실천하는 일을 등한시하기 때문이라는 것이다. 사실 이제 앉아서 먼 곳을 볼 수 있는 신안통, 먼 곳의 소리를 들을 수 있는 천이통, 먼 곳을 빠르게 갈 수 있는 신족통 등은 과학기술의 발달로 별로 신기한 것도 아니다. 화상통화도 할 수 있고 초고속열차로 빠른 시간에 목적지에 이를 수 있다. 신비주의에 빠지면 현실을 외면하기 쉽다.

"세상의 어느 누구도 공부가 완성되어 가는 그 과정을 생략

할 수는 없습니다. 나 또한 그 과정을 혹독하게 겪었습니다. 그 과정 중에 사람들이 누구나 원하는 돈과 행복에 대한 말씀도 들었습니다. 누구나 부자가 되기를 바라지만 세상에 부자는 적습니다. 그만큼 부자 되기가 어렵지요. 또 행복하기를 바랍니다. 그러나 돈과 행복이 있어도 건강하지 않으면 아무 소용이 없습니다. 스티브 잡스도 그 많은 돈이 있었지만 죽고 나자 그 부인만 좋은 일을 시켰다고 합니다. 의식이 없는 식물인간 상태가 되어 있다는 부자도 있습니다. 아무리 부자면 뭐합니까? 10조, 100조가 넘는 재산이 있어도 죽어서 한 푼도 가져가지 못하는데도 사람들은 돈, 돈, 돈이라고 자꾸 말을 합니다. 죽어도 좋으니 돈벼락을 맞아보고 싶다는 소원을 가진 이들이 점점 늘어납니다. 우리 사회에서 오직 돈만 많기를 바라는 이들이 많아질수록 사회는 점점 살기 어려워지고 정신적인 영역은 점점 축소될 것입니다. 부자가 되는 것이 나쁜 것이 아니라 그 과정에 필연적으로 스스로 느끼고 알아야 하는 하늘의 이치를 닦지 못하면 아무 소용이 없습니다. 백불기공은 바로 모두가 원하는 돈과 행복에 대한 자세를 어떻게 갖추어야 하는지를 스스로 일깨우게 합니다."

그는 흔히들 사람들이 전생을 알고 싶어 하고 최면술 등을 통해서 전생의 기억을 찾아나서곤 하지만 이런 것들이 현재의 삶에서 단순히 궁금함만으로 끝나면 아무런 의미가 없다고 했다. 전생은 이미 있었던 것이고, 현생은 지금 살고 있는 것이며 다음 생은 언제 시작될지 아는 사람은 아무도 없지만, 현생의 수행을 통해서 과거와 미래도 확연히 알 수 있다고 했다. 지금 이생에서 사람이 추구하는 행복은 자신에게 주어진 현실 속에서 하늘의 뜻을 잃지 않고 그 진리를 깨닫는 일이라는 것이다.

"모든 현상은 원인에 따라 일어나고 그 원인이 뭉쳐서 결과로 나타납니다. 그래서 원인에 따른 그 결과대로 가는 것이 우주의 법칙이며 누구도 이 법에서 벗어나지 못합니다. 씨앗을 뿌린 대로 그 결과를 거두는 것이 당연합니다. 중요한 것은 전생이나 다음 생이 아니라 지금 이곳이며 따라서 현생에 어떤 씨앗을 뿌리고 어떤 노력을 기울였는지, 그것이 전생과 다음 생에 대한 유일한 대답일 뿐입니다. 콩을 심은 곳에 고구마가 날 수는 없는 일입니다. 그리고 그 콩이 얼마나 알이 잘 여물게 하고 수확이 많아지는 것인지는 지금 이생에서 가꾸기에 따라 결정될 뿐입니다. 그러면 전생의 깊은 업장도 다 해소가 되고 다음 생의 길도 정해집니다. 그것은 계절의 이치와도 같습니다. 긴 겨울이 있어야 봄이 오지 않습니까?"

가장 효과적인 치유방식

그는 다른 신비주의자들이나 초능력자들의 태도와 다른 점을 분명했다. 그는 철저히 현실의 사태에 바탕해서 경험과 수행을 근거로 해서 백불기공을 확립했다고 말했다. 기공에 대한 과학적 접근이 없기 때문에 오히려 기공의 신비주의와 기에 대한 만능적 사고에 대해서도 우려했다.

"우리가 뼈가 부러지면 이는 당연히 정형외과에서 치료를 받는 게 옳습니다. 어떤 현상에 따라 거기에 가장 효과적인 치료방식이 정해집니다. 기공치유가 모든 것에 다 적용이 된다는 사고는 위험합니다. 내가 공부한 백불기공은 하늘의 이법을 받아 수행하는 방법이고 그 결과로 현대의학에서 설명할 수 없는 여러 가지 병리적 현상에 대한 해결방법을 제시하고 있습니다. 30년 동안 수많은 사례들이 축적되어 있습니다. 기는 미신적인 어떤 현상도 아니고 세상에 존재하지 않고 저 머나먼 우주에 있는 것도 아닙니다. 늘 우리의 생활 속에서 함께 존재합니다."

그는 실제 치유기공의 완치 사례가 아주 많다고 했다.

"역시 꿩 잡는 게 매 아닙니까? 인체에 아무런 해를 주지 않고 알 수 없는 원인으로 고통 받는 이들을 치유하는 결과가 나타나야 사람들이 믿습니다."

나는 어떻게 해서 그런 능력을 갖추게 되었는지를 물었다.

또 스승이 있는지도 물었다, 그는 간단하게 대답했다.

“하늘이 스승입니다. 보통사람처럼 평범한 생활을 해왔지만 어려서부터 기에 대한 관심이 많았습니다. 산에 가면 어떤 특별한 기운을 몸 속에서 느꼈습니다. 그래서 몸에서 일어나는 이상한 기운들의 실체를 알고 싶어 한라산과 백두산, 설악산과 태백산을 비롯해 수많은 명산대천을 찾아다니며 기공 수련과 도법에 대한 공부를 하기 시작했습니다. 하늘과 땅과 내가 합일해야 교만하지 않고 스스로 넓으며 천지의 기운을 능히 부릴 수 있습니다. 도법을 이루면 그 근본은 기로 가득 찬 세계로 돌아갑니다. 도법은 조화이며 천지의 근원이라서 그 크기를 가늠할 수가 없습니다. 부귀영화도 다 도법에 달려 있습니다. 도법은 마음과 일치합니다. 그래서 도법은 우주의 기를 통해서 불로장생의 세계를 추구합니다. 우리는 태어나면서부터 우주의 근본을 품은 선천적인 기를 가지고 있었습니다. 그것을 원기라고 하는데 사회생활을 하면서 소진되어버리고 말았습니다. 원기가 없어지면 음양의 조화가 파괴되고 재앙과 질병이 시작됩니다.”

“사람의 마음 한 구석에는 불로장생의 도법을 구하는 마음이 다 있습니다. 세상 모든 것들이 세월이 가면 다 사라진다는 것을 부지불식간에 알고 있지요. 오염되지 않는 자연을 찾아 나서기도 합니다. 기 수련을 하는 사람들도 명산을 많이 찾는데 그 이유가 무엇이라고 생각하십니까?"

"명산에는 땅의 기운이 하늘의 기운과 만나는 자리가 있습니다. 땅의 기운은 주로 명산의 혈맥에 맺혀 있어서 하늘의 기운과 서로 만나기 때문입니다. 명산에서는 몸 가는 데 기가 있고, 기가 가는 곳에 마음자리가 있음을 더 잘 알게 됩니다."

그는 마음이 기를 움직이고 기가 몸 안에서 평화롭게 흐를 때 몸은 마음과 일체가 되어 하늘의 목소리를 듣게 된다고 했다. 그는 몸 안에서 일어나는 기의 수련을 일생의 목적으로 삼고 기공 수련에 나서서 자신만의 독특한 백불기공법을 만들어 냈다.

처음 그를 만났을 때 그는 자신의 호를 '백불'이라고 소개한 점도 관심을 끌었다. 백불은 '흰 부처'라는 뜻이다. 그에게 어떻게 백불이라는 호를 정했는가 물으니 하늘의 소리에 따라 그렇게 정했다고 했다.

백불의 원래 의미는 '우주와 만물의 그 본체는 희다'는 뜻에서 나왔다고 전한다. 『남본대반열반경』에 보면 기원전 8936년, 아홉 번의 도의 깨침을 통해서 백불이라는 깨달은 이가 나왔다고 기록이 나와 있지만 그런 호를 직접 쓰는 이를 실제 처음 만났던 것이다. 기록에 따르면 백불은 우주와 만물의 도를 깨친 사람으로 석가모니보다 우주 안에 있는 모든 진리의 소리를 듣고 그것을 사람들에게 전하는 일을 하고 있다. 처음 그를 만났을 때 백불이라는 호 때문에 더 관심이 갔다.

만주벌판의 떠도는 영혼들

그는 백두산 정상을 오르기 위해서 만주 대륙에서 만났던 영혼들에 대해서 말했다. 그 내용은 보통의 상식으로는 믿기 어려운 일이었다.

"아직도 그 영혼들의 소리를 명백히 기억합니다. 만주 벌판을 지나는데 당시 만주 벌판에서 독립투쟁을 하면서 죽어간 수많은 영혼들이 떠돌고 있음을 알게 되었습니다. 우리나라 독립투사들의 영혼들뿐 아니라 만주 벌판에서 농사를 짓던 가족과 어린아이들의 영혼도 있었습니다. 생각해 보십시오. 누가 그들을 위해 천혼제를 지내주었습니까? 아무도 그렇게 해주지 않았습니다. 조국 독립을 위해 수많은 영령들이 일본군에게 목숨을 잃었지만 아직 그들의 뼈가 어느 산천에 묻혀 있는지도 제대로 파악하지 못했지 않습니까? 더구나 일본군들의 영혼도 만주 벌판에 많았습니다. 죽음을 맞이할 때 사람은 그 당시의 생각과 염원, 감정 그대로 멈춰버립니다."

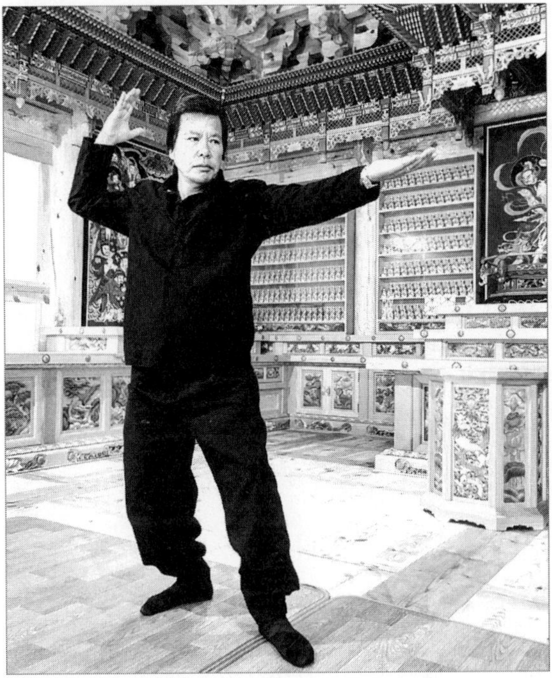

그의 이야기는 뜻밖이었다.

그는 백두산 정상에서 하늘의 이법을 받기 위해 5박6일 일정으로 중국을 경유하여 백두산으로 가는 도중에 만주 독립군의 전적지를 지내게 되었다. 그때 독립군의 영혼들이 그에게 찾아와 그들을 하늘로 인도해주기를 원했다. 그는 벌판에 제물을 차려두고 그들의 영혼을 하나씩 하늘로 올리는 천혼제를 거행했다. 천혼제는 영혼과 직접 대화해서 하늘로 올리는 제사이고, 천도제는 영혼을 일방적으로 사후세계로 안내하는 방식이다. 그 벌판에는 일본군의 영혼들도 널려 있었다. 두 영혼 세력들은 죽어서도 서로가 서로를 원수처럼 생각하고 미워하고 있었다. 그들은 서로를 원망했다.

그는 하늘의 소리를 받아들기 위해 백두산 정상으로 가는 길에 차별을 할 수는 없는 일이었다. 그는 벌판에 좌정해서 참선과 명상을 거듭했다고 했다. 그는 하늘을 향해 벌판에 떠도는 고혼들을 위해 천상의 모든 부처님과 불보살의 지혜를 받기를 원했다. 그 찰나에 하늘에서 소리가 들려왔다. 이제 그들의 원혼을 다 해소해서 천도하게 하라는 뜻이 내려왔다.

영혼들의 세력에도 우두머리가 있는 법이다. 그는 양쪽 영혼들의 대표를 불러서 이렇게 물었다.

"당신들은 살아서 서로 얼굴을 알고 있었습니까?"

그들은 서로가 모른다고 했다. 그는 이제 많은 시간도 지났으니 원망을 풀어야 한다고 했다.

"그대들은 하나, 하나 엄밀히 따져서 원수지간도 아니고 서로 얼굴도 모르는 원한이 진 사람이 아닙니다. 국가의 부름을 받고 국가의 명에 따라 싸웠습니다. 우리의 독립투사들은 조국을 되찾기 위해 싸웠습니다. 이 전쟁터로 내몬 것은 일본의 침략주의자들이며 전범들입니다. 이렇게 만주 벌판에서 외로운 영혼이 되어 떠돌고 있으니 참으로 가슴이 미어집니다. 서로 원수진 일도 없는데 서로를 죽여야 하고 아비규환의 전쟁터에서 여전히 떠나지 못하고 있으니 안타까울 따름입니다. 그러나 일본군의 영혼들은 먼저 참회해야 합니다. 비록 당신들이 국가의 명에 따라 싸웠으나 전쟁에서 지켜야 하는 군인들의 도리를 지키지 않았습니다. 무기를 가지고 있지 않는 양민들을 학살했고 온갖 잔혹한 행동을 했습니다. 독립투사들은 오직 조국의 독립을 위해 가족과 친구들도 다 버리고 이 만주 벌판에서 죽었습니다. 시체도 양지 바른 곳에 묻히지 못한 채 짐승의 밥이 된 이들이 많았습니다."

그러자 일본군의 영혼들이 독립군 영혼들에게 용서를 빌었고 독립군 영혼들은 그 앞에 절을 하는 일본군 영혼들을 말없이 보고 있었다. 그는 그들 영혼들을 보며 말했다.

"이제 나는 하늘의 뜻에 따라 하늘의 법을 집행하는 자로서 아무런 원한도 일면식도 없이 죽어서도 원수가 져 있는 영혼들을 위로하고 하늘로 인도합니다. 일본 전범들의 욕심 때문에 일어난 전쟁 때문에 정말 피해를 본 사람들은 병사들입니다. 이제 앞으로는 더 이상 원수가 되어서는 안 됩니다. 이제는 원한을 풀고 이 벌판에 헤매지 말고 하늘 세계로 가야 합니다. 그리고 일본군 영혼들은 천도되어 지금도 일본 땅에서 일본이 저

지른 역사적 잘못을 반성하지 않고 있는 인간들이 참회할 수 있도록 애써야 합니다."

정말 소중한 것은 눈에 보이지 않는다

그는 죽어서는 더 이상 원수질 일도 없는 고혼들을 화해시켜 하늘로 천도했다고 말했다. 일일이 다 천도할 수는 없었으나 인연이 닿는 3천,4천 명의 영가를 천도했다. 듣기에 따라서는 도무지 이해하기도 어렵고 믿을 수도 없는 황당한 일이지만 그는 상당히 침통해하고 가슴 아파했다.

"서로 총부리를 대고 싸우면 죽어서도 그 원혼끼리 싸웁니다. 한 나라의 정치가들이 잘못하면 이름 없는 백성들이 더 많은 피해를 봅니다. 벌판에 소박한 제상을 차리고 떡과 과일을 준비해서 그들 영혼들을 위로했습니다. 비록 적은 제물이나마 수많은 이들이 먹을 수 있도록 변식진언을 하여 수많은 영혼들이 흠향할 수 있도록 해서 천도하고 나니 마음이 평온하고 흐뭇했습니다. 깊이 생각해 본다면 현실적인 한일 문제들도 이런 영혼의 화해를 그 답으로 삼으면 많은 문제점들이 의외로 쉽게 해결할 수 있는 것이 있다는 느낌도 들었습니다."

"그런 말을 하면 누가 믿겠습니까?"

"그러니 딱한 일입니다. 우리 눈에 사라진 것은 영혼의 세계로 갑니다. 보이는 것은 보이지 않는 세계로 가고 보이지 않는 것은 시운이 다하면 보이는 세계가 됩니다. 그렇게 윤회합니다. 우리도 언젠가는 하늘로 갑니다. 영원한 것은 아무 것도 없습니다. 영혼의 세계는 언제나 인류와 함께 존재해 왔습니다. 흔히들 말하지 않습니까? 정말 소중한 것은 눈에 보이지 않는다고. 이 말은 무엇을 뜻합니까? 눈에 보이지 않는 세계가 있다는 의미이지요. 그럼에도 불구하고 눈에 보이지 않는 세계를 말하면 그것을 어떻게 믿느냐고 말합니다. 증명할 도리가 없지요. 신이 있는가 없는가를 과학적으로 증명할 도리는 없습니다. 인간의 지혜가 절대적이지 않는데 어떻게 절대적인 신을 증명할 수 있겠습니까? 눈에 보이지 않는다고 부정하면 이는 바로 이율배반 속에 살고 있는 것이나 틀림이 없습니다. 그것은 반쪽 세상에 불과합니다."

일제 강점기에 독립투사들이 만주 벌판에서 쓰러져 갔다는 것은 역사적 사실이다.

그는 우리나라 사람들이 백두산 기행 때 많이 다니는 그 길에서 고요히 명상에 잠겨보는 것이 꼭 필요하다고 말했다. 그리하여 조국의 독립을 위해 벌판에 죽어간 우리 선조들의 독립의지와 기상을 새로이 하고 그들의 유해가 제대로 수습되지 않는 현실에 대해서 부끄러워해야 한다고 했다.

그는 그들의 고혼을 위해서 일 년에 한 번씩 만주를 찾아가서 영혼을 위로하는 제사를 올린다고 했다. 그의 이런 말을 어떻게 판단할 것인지는 각자의 몫이지만 일제 강점기에 만주 벌판에 잠든 수많은 독립투사들의 고혼을 위로하는 진혼제가 없다는 것은 분명해서 얼굴이 슬며시 달아올랐다.

백불기공의 원리를 말하다

하늘은 기를 통해서 말하고 기를 통해서 빛을 전하고 그 뜻도 전한다. 새벽에 정화수를 떠놓고 간절히 소원을 빌면 하늘에서는 그 소리와 정성을 듣고 감응하면 그 소원이 이루어지곤 한다. 기도하는 행위는 단순히 말로만 하는 것이 아니다. 온 몸과 정성을 다해서 하늘에 빌고 실제 생활에서도 하늘의 이법에 어긋나지 않는 행동을 스스로 실천하는 것이다.

그는 백불기공의 원리는 간단하다고 말한다.

"사람이 하늘에서 받은 처음의 기운은 원래 맑고 환합니다. 그러나 하늘은 사람에게 기를 주기만 할 뿐입니다. 그 기를 계속 맑고 강하게 유지하고 닦아나가는 몫은 사람에게 있습니다. 스스로 기를 맑게 하는 노력을 하지 않으면 오래 청소하지 않는 집처럼 기도 더러워지고 마침내는 생명의 기운도 끊어집니다. 기의 조화로움을 알고 마음대로 운용하면 생도 사도 없는 무념무상의 경지에 오릅니다. 자비로우면 어떤 적도 없고 지혜로우면 어떤 번뇌도 일어나지 않습니다. 오직 마음으로 세상의 이치를 알고 하늘의 소리에 귀를 기울여야 합니다."

그는 먼저 백불기공을 수련하기 위해서는 자신의 정신을 밝게 하고 행동을 바르게 해야 한다고 강조한다. 그리고 하늘의 기운을 얻으면 그것을 요행이나 공덕으로 보지 않고 오히려 세상에 대한 의무가 그만큼 더 많아진다는 것을 명심해야 한다고 한다. 오직 그것을 자신의 이익을 위해 사용하면 그 벌이 감당할 수 없을 정도로 커진다는 것이다. 우주의 기운은 천지간에 무한하고 다함이 없어서 아무리 써도 줄어들지 않으며 만물을 생성하게 하고 태양이 사라지고 지구가 없어진다고 해도 영원하기 때문에 백불기공도 바로 그 우주의 근원에 따라 운행되는 도법이라고 했다.

"삼라만상이 기에 의해 태어나고 소멸합니다. 그리고 사람의 기운은 음양오행의 흐름을 받아 움직입니다. 오행은 곧 인의예지신(仁義禮知信)입니다. 그러니까 어짐과 의로움, 예의와 지혜, 믿음으로 그 변화의 근본을 이룹니다. 이 다섯 가지 덕은 사람이 성장하면서 점점 자라납니다. 그와 함께 본래의 기운을 어지럽히게 하는 희로애락과 욕망도 함께 자랍니다. 성질이 난폭하고 일정하지 않은 것도 오행이 흐트러져서 일어납니다. 우리가 출세욕과 거짓, 물질적 욕망으로 점점 가득 찬다면 기가 탁해져서 번뇌와 아집, 고통 속에서 헤어나지 못합니다.

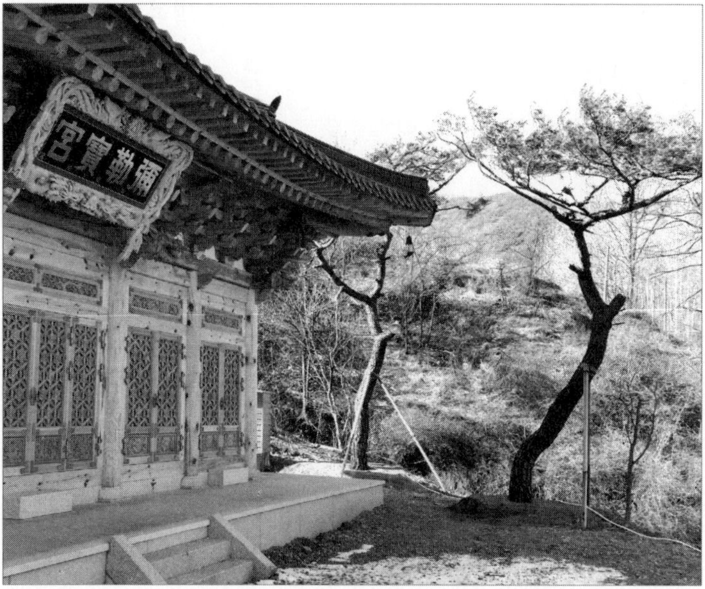

그래서 사람에게는 지혜를 터득하는 일이 필요합니다. 참된 지혜는 하늘의 이치를 알고 사람의 도리를 알아서 사람답게 살아갈 수 있는 길을 성실하게 걸어가는 데서 출발합니다. 자연스러우면서도 의롭게 행동하는 근본이 바로 백불기공의 시초입니다. 우리의 말과 행동, 듣고 보고 냄새 맡는 것을 늘 조심하고 신중히 하라는 뜻입니다. 스스로 삼가서 깊이 생각하고 의로운 자세를 가지는 일이야말로 하늘의 기를 온전히 하는 길입니다."

그는 백불기공은 눈에 보이는 세계, 즉 움직이고 변화하는 세상을 통해서 늘지도 줄지도 않고 나지도 소멸하지도 않는 세계가 있다는 것을 알게 한다고 했다.

하늘의 본래 기운으로 몸을 밝힌다

우주 속에 별과 수많은 은하계가 있고 그게 얼마나 넓은지 상상할 수조차 없다. 백불기공은 넓고 광대한 우주의 이치를 눈으로 보고 귀로 듣는 것이다. 그 길은 오직 집중하는 정신 속에 있으며, 어느 순간 태어남과 죽음도 없고, 욕망도 번민도 없는 상태가 홀연히 마음속에 자리잡는다. 감정에 사로잡히지도 않고 스스로 명예를 구하지 않으며 자신을 자랑하지도 않는다. 그런 어느 순간 마음속에서 향기 나는 꽃들이 동시에 피어나고 이는 바로 하늘의 기운이 찾아왔음을 알려준다. 그 시간들의 길이는 누구도 측량할 길이 없다. 다만 먼 길을 가듯히 하루하루 단 한 번의 호흡이 하늘의 호흡이라는 일념으로 수행해간다. 이런 과정은 잃어버렸던 갓난아기의 호흡처럼 자연스럽게 호흡을 하는 것이다. 이런 호흡법은 명상으로 이어지고 정신을 맑게 하며 그 속에서 자신은 기억하지 못하지만 전생의 여러 번민들도 녹아들어 사라진다. 이러 호흡은 잠을 자면서도, 길을 걸으면서도, 밥을 먹으면서도 아무런 장애 없이 할 수 있다.

"처음에는 오직 숨을 내쉬는 데 집중해야 합니다. 숨을 깊게 내쉬면 쉴수록 저절로 기운이 몸에 담기니까 들이쉴 염려는 하지 않아도 좋습니다. 자기 몸 속에 무엇인가 가득 차 있으면 다른 것이 들어올 수가 없지 않습니까? 몸 속의 것을 비우면 비울수록 새로운 기운이 차들어오는 것은 자연의 이치입니다. 진실한 마음으로 고요히 하고 오래 깊게 숨을 내쉴수록 좋습니다. 이유 없이 가슴앓이를 하는 사람은 이런 호흡을 하는 중에 저절로 낫습니다. 이런 호흡법만 꾸준히 지켜도 사소한 질병은 금방 없어집니다. 탁기를 내품으면 이는 중풍이나 치매에도 아주 효과가 있습니다. 단순히 호흡 하나로 병을 예방할 수가 있으나 한두 번만에 되지 않고 꾸준히 오래, 자신도 모르게 이런 호흡법을 실천해야 가능한 일입니다."

그는 숨을 깊게 내쉬고 가볍게 입을 다물고 코로 들이쉰 다음 이어 입으로 천천히 숨을 내쉬면 번잡한 마음도 가라앉고 오로지 우주의 신비가 찾아와 자리를 잡는다고 한다. 우주의 신비는 묘하고 기이한 것이 아니라 갓 태어난 아기의 검은 눈동자처럼 고요하면서도 맑은 기운이다. 그게 첫걸음이라고 했다.

"갓난아이의 호흡은 음 가운데 양이 있고, 양 가운데 음이 있어서 천지가 오르내리는 호흡입니다. 이 과정에서 천지의 기운이 서로 만납니다. 도의 흐름이 생겨납니다. 도는 멀고 실천하기 어려운 것이 아닙니다. 해와 달의 움직임도 이 속에 있고 밤낮과 계절의 변화도 이 속에 있습니다. 이 호흡 사이로 하루가 가고 일 년이 갑니다. 한 세상이 가고 또 다른 세상이 오는 것인데, 각각의 사람들에게는 그 일념과 정성에 따라 과거와는 다른 세계가 열리게 됩니다."

그는 늘 비워져 있는 마음과 몸을 강조했다. 오줌보가 터질 듯하다가 오줌을 누고나면 그렇게 시원하다는 이치와 같았다. 그처럼 마음의 걱정이나 근심, 이루지 못해 안달이 나는 욕망도 숨을 깊이 내쉬어 저절로 사라지도록 버려두어야 한다고 한다.

"잡념은 놓아두고 걱정거리도 잠시 놓아두는 겁니다. 걸으면서도 할 수 있고 자면서도 할 수 있습니다. 그리고 숨을 내쉬면서 마음속으로 기원하는 바를 속으로 외우면 태양처럼 붉고 강한 기운이 찾아오게 됩니다. 이는 오직 수련하기에 달려 있는데, 일상생활을 하면서도 언제든지 할 수 있습니다. 도는 어렵고 멀리 있는 것이 아닙니다."

그는 몸과 마음을 수련하는 일은 지위의 높고 낮음도 없고 돈의 많고 적음도 없다고 한다. 지식이 많고 적음도 상관이 없다. 오직 쉼 없이 그리고 밖으로 드러나지 않게 고요히 나아가는 일이 중요하다는 것이다.

"마음이 힘들면 몸이 힘들고 몸이 힘들면 마음이 힘듭니다. 이 둘은 서로 의지하고 있으며 서로 함께 있고 그림자처럼 맞붙어 있습니다. 몸이 없이 마음이 없고, 마음이 없이는 몸도 없습니다. 이 둘은 평생 함께 갑니다. 그러니 마음이 몸을 정복한다거나 몸이 마음을 정복해야 한다는 어리석은 생각을 버려야 합니다. 누구나 다 아는 일이지만 실천하기가 어렵지요."

그는 백불기공을 수련하면서 한 단계씩 내공이 상승했다고 했다. 그렇게 하면서 그는 도법의 길을 가는 사람은 언행일치가 되어야 한다는 것을 하늘의 시험을 통해서 철저히 깨달았다고 했다.

"자신도 모르게 마음을 내려놓게 되면 하늘의 소리를 듣는 귀가 열리게 됩니다. 고요함 속에서 세상의 모든 소리의 움직임이 감지되고 이 고요함과 움직임이 서로 만나서 기운을 만들어갑니다. 고요함만 있으면 자신만의 깨달음에 멈추고 움직임만 있으면 기의 깊이가 없습니다. 요즘 참선하는 여러 가지 방법이 유행하고 있는데, 오직 참선 등 고요함의 방법은 자신의 성품을 발견하는 견성의 공부일 뿐 도력을 갖출 수는 없습니다. 백불기공의 도법은 고요함과 움직임을 고루고루 갖추고 있는 도법이어서 초능력적인 치유기공을 펼칠 수가 있습니다. 그때부터 하늘의 기운에 감응하는 도법을 발휘해서 난치병을 치유하고 무엇보다 빙의를 퇴치하고 천도하는 능력을 가지게 됩니다."

그는 공부하는 동안 마음은 쉼 없이 갈등하고 고통스러웠다고 했다. 그것은 마치 우주의 대폭발로 늙은 별이 죽고 어린 별들이 무한히 태어나는 과정과 같았다. 육신과 마음은 생성과 소멸을 되풀이했다. 그런 내부의 변화는 뼈가 부서지는 것 이상으로 고통을 가져다주었다

"이 우주에는 1천억 개의 은하가 있고 은하계 하나마다 1천억 개의 별이 있다고 합니다. 무수한 별들이 하늘에 박혀서 저마다의 빛을 내고 있지만 한 순간도 쉬지 않고 우주는 변합니다. 백불기공의 공부도 그와 같습니다. 우주는 기로 가득 차 있

고 텅 비어 있으면서 쉼 없이 변화합니다. 그것을 두루 알아야 하는 게 바로 백불기공입니다."

백불기공에 대한 그의 설명은 얼핏 이해가 가기도 했지만 다시 생각해보면 도무지 이해하기 어려운 말들이었다. 나는 고개를 갸웃거리며 그의 다음 말을 기다렸다. 이해하고 느끼기도 어렵지만 그 속에는 무엇인가 어떤 강력한 신념과 수행의 흔적이 들어 있기 때문이었다.

"사람도 만나고 헤어지지 않습니까? 우주의 기운도 별이 폭발해 새로운 아기별이 태어나듯 근원적으로 고요하면서도 늘 새로워집니다."

그는 인간 세상이 수많은 변화의 소용돌이에 휩싸이듯 우주도 끝없는 기의 소용돌이 속에 있고 마침내 인간이 수명을 다해 몸을 버리듯이 우주도 새로운 기운의 순환과정 속에 다시 태어난다고 했다. 그 과정 속에서 지혜와 깨달음이 완성되며 그 어떤 고통이나 시련도 극복하는 계기가 된다는 것이다.

"그것이 바로 고요함과 움직임의 근원입니다. 하늘의 소리에 따라 공부를 하면 세상의 모든 것들의 기운이 다해서 우주의 근원으로 돌아갑니다. 우주의 근원은 텅 비어져 있어서 담기지 않는 것이 없습니다. 백불기공으로 치유하면 그 결과가 바로 현실에서 드러납니다. 때로 사람들은 치유기공을 부러워하기도 하지만 그럴 까닭이 전혀 없습니다. 도법을 알면 오직 하늘의 뜻에 따라서 자신의 길을 걸어가면 됩니다. 누구든지 자신의 능력을 소중히 할 뿐 그것을 과신해서 함부로 사용해서는 안 됩니다. 그러면 바로 하늘의 시험이 내려옵니다. 하늘과 땅과 사람이 합해져야 부드러운 천지의 기운을 능히 부릴 수 있습니다.

아무리 하늘이 도법을 사람에게 전해주려 해도 받을 자가 없으면 전할 수 없고 땅에서 그것을 받으려 애쓰는 이가 있어도 하늘의 뜻이 없으면 받을 수가 없습니다. 세상에서 꼭 필요한 자리에 백불기공을 쓰는 것이 하늘의 뜻입니다."

도법 수행처, 도교사원을 설립하다

그는 도법이 현실에서 구현하는 구체적인 실체가 바로 백불기공이라고 말했다. 도법은 우주 만물에 충만해 있고 그 귀함은 무엇과 비교할 바가 없으며, 이러한 도법은 둘이 아니고 하나이며 부드럽다. 기울어지지 않고 부드러우면서 동시에 강하다. 텅 비어 있어 숨겨두거나 감춰두지도 않고 감출 곳도 없으며 무한하게 크면서 동시에 어떤 초미세현미경으로 찾아볼 수 없을 만큼 작아서 두루 미치지 않는 곳이 없다.

"그래서 도법은 기의 법으로 이루어져 있습니다. 기는 하늘과 인간 세상의 모든 곳곳에 스며들지 않는 곳이 없고 이르지 않는 곳이 없습니다. 비록 소리도 없고 보이지도 않고 냄새도 없으나 이들 소리가 나고 보이고 냄새가 나게 하는 그 근원에 자리합니다."

"그러면 도법에서는 인체를 어떻게 보고 있습니까?"

"도법의 세계에서는 천지자연과 사람이 다 관련이 있습니다. 우리의 몸은 그것 자체가 작은 우주입니다. 그러니까 한 사람은 한 우주의 주인이니 그 몸과 마음을 훼손하면 우주의 원리를 거스르는 것이지요. 백불기공의 세계는 우주의 근원을 알고 그것과 일체가 됨으로써 우리가 주어진 현실 속에서 최선을 다해 살면서 하늘의 뜻을 잃지 않고 그 진리를 깨닫는 일입니다. 흔히들 어떤 주문이나 주술을 통해 행복을 추구하려 한다면 이는 자신의 기운을 훼손하는 것과 다를 바가 없습니다."

그는 백불기공은 스스로 의지할 수 있는 유일한 대상은 바로 자신이며, 그 자신이 스스로 깨달아 우주의 근원으로 나아가 그 세계와 일치하고, 우주의 기운과 만나 본래의 깨끗하고 단순하고 소박한 진리의 원리를 깨닫는 도법이라고 했다.

"오직 하늘의 때를 기다리며 근기와 인내로 버티어야 도법으로 다가갈 수 있습니다. 야생화를 보십시오. 누가 가르쳐주지 않아도 자기의 그릇을 너무 잘 압니다. 꽃대가 너무 크면 바람에 부러지고 너무 적게 하면 자신을 알릴 수 없으니 벌판이나 산의 자연환경에 가장 맞은 크기로 자랍니다. 스스로를 알아야 은은하고 편안한 모습으로 꽃이 피고 열매를 맺을 수가 있습니다. 하늘의 도법도 그와 같습니다. 정말 깨달은 자는 하늘의 명패를 받습니다. 쉽게 말하면 하늘의 기를 운용하는 면허를 받는다는 것입니다. 그것은 지상과 천상을 교신할 수 있는 매개체입니다. 명패가 있어야 하늘의 문이 열립니다. 깨달음의 단계도 하늘의 검정을 받아야 합니다. 하늘의 화인이 찍히지 않고서는 영혼의 세계는 제도가 되지 않습니다. 그러니 난치병으로 고통 받는 이들이 이곳저곳을 헤매어 다니다 엉뚱한 곳에서 시간과 돈을 다 낭비해 버리고 병은 병대로 깊어집니다. 나는 그게 안타까워서 불법과 도법을 전하는 도교사원을 짓는 계기가 되었습니다."

그는 도교사원을 통해서 체계적으로 도법를 닦는 수행처를 만들어 세상을 밝게 하는 기초가 되겠다고 했다. 현실에서는 척박한 환경에서 살아가는 방편과 이치를 제시해주는 도법은 기도와 참선만으로는 이루어지지 않으며 그것과 하늘과 땅의 기운을 받아 운용하는 도의 공부를 겸비해야 진정하게 이룬다고 했다.

"동서남북 하늘과 땅의 기운을 받는 것은 특유의 백불기공술입니다. 아무나 가르칠 수도 없고 배울 수도 없습니다. 특이한 기공이고 목숨을 걸고 하는 공부이니 아무나 따라할 수도 없습니다."

척박한 땅에 꽃을 피우다

나는 그의 기공 수련 과정이 궁금했다. 그는 백불기공의 수련 과정에 대해 하나씩 이야기했다.

"어려서는 몸 안의 알 수 없는 기운을 알기 위해 수련했고 성장하면서부터는 하늘의 이법을 받아서 수련하는 공부를 했습니다. 한마디로 하면 목숨을 걸고 했습니다."

"하늘의 이법은 무엇입니까?"

"모든 종교가 지향하는 바는 다 같습니다. 불행에 빠진 중생을 구원하는 것 아닙니까? 백불기공의 도법은 세상의 수만 가지 법을 하나로 만드는 것입니다. 세상에는 수많은 진리들이 나름대로의 모습을 갖추고 활동하고 있지만 진정한 법은 인간의 몸과 마음을 건강하게 다스리는 것입니다. 백불기공은 갈수록 물질이 인간을 대체하고 과학기술이 삶을 제한하는 이 시대에 인간의 가치를 알게 하는 것입니다. 궁극적으로는 '미륵의 법'을 이어받아 세상에 평등하고 아름다운 세상을 구현하고자 합니다."

"미륵이라니요? 그렇다면 57억6백만 년 뒤에 세상에 와서 인간을 구제한다는 바로 그 미륵부처님을 이릅니까?"

"그 숫자는 인간 세상의 숫자가 아닙니다. 상징적인 숫자이지요. 그 숫자는 아주 먼 미래가 아니라 우리 마음속의 머나먼 거리를 말합니다. 공부하고 수행하기에 따라서는 스스로 그 법을 만날 수가 있습니다."

『미륵경』에 따르면 57억6백만 년 뒤에 가장 맑은 이들이 살고 있는 도솔천에서 미륵부처님이 이상세계를 건설하기 위해 세상으로 내려온다고 한다. 경전에는 세상이 점점 말법의 시기가 되어 혼란을 겪다가 마침내 미륵부처님이 출현해 모든 중생을 제도한다는 것이다. 행복한 세상을 만들기 위해 사람으로 다시 태어난 미륵의 세계는 물질이 풍족하고 평화로우며 아름답고 누구나 질병으로 고생하는 일이 없이 오래오래 살 수 있는 이상향이다.

경전에 보면 미륵의 세계를 이렇게 묘사하고 있다.

그 나라는 땅이 기름지고 풍족해서 많은 사람들이 유복하게 살므로 거리마다 번화하기 이를 데 없다. 밤이면 향수처럼 비가 내려서 거리를 적시고 낮에는 온 거리를 화창하게 한다. 대지는 평탄하고 거울처럼 맑고 갖가지 보배가 수없이 많으며 마을과 마을이 잇따라 있어 닭 우는 소리가 서로 들린다. 감미로운 과일나무와 아름답고 향기로운 풀과 나무들만이 자란다. 기후는 따뜻하고 사계절이 순조로워 백여덟 가지 질병이 없다. 탐욕과 성냄, 어리석음도 마음 속 깊이에만 있을 뿐, 눈에 띄게 드러나지 않고 사람들의 마음도 어긋남이 없이 평화롭다. 그리고 금은 보배 등이 땅 위에 이리저리 흩어져 있어도 주워가는 사람이 하나도 없다. 또한 그때의 사람들은 수명이 아주 길다. 병으로 앓는 일이 전혀 없이 8만4천 세를 살며 여자들은 5백 세가 되어야 시집을 가게 된다.

미륵법의 세계를 구현하다

"미륵세계는 예부터 이 땅에 사는 사람들이 기다려왔던 민간신앙입니다. 사람은 맑고 향기로우며 경제적으로 풍요해지는 세상을 기다려왔지요. 선생은 지금 마음먹기 따라서는 바로 그 법이 현실에서 나타난다는 의미 같군요."

"부처님은 이런 말씀을 하십니다. 사람은 열 가지 착한 일을 하고 열 가지 악한 일을 한다. 무엇이 그 열 가지인가 하면 몸으로 짓는 세 가지와 입으로 짓는 네 가지, 마음으로 짓는 세 가지입니다. 몸으로 짓는 세 가지 악한 일은 살아 있는 것을 죽이는 것과 남의 물건을 훔치는 것, 남의 여자를 생각하는 것이라고 합니다. 입으로 짓는 네 가지 악한 일은 이간질하는 말과 남을 욕하는 것, 진실하지 못한 말로 거짓말 하는 것, 그리고 사실과 다르게 꾸며서 하는 말입니다. 마음으로 짓는 세 가지 악한 일은 남이 잘 되는 것을 질투하는 일, 성질이 사납고 거칠어 남을 미워하고 성내는 일, 모든 일이나 이치에 어두워 깨닫지 못하는 어리석음으로 행하는 일입니다. 그러면 열 가지 선한 일은 이처럼 열 가지 악한 일을 그치는 것이지요. 이게 무슨 뜻이겠습니까? 몸과 입과 뜻으로 나쁜 짓을 하지 말라는 뜻입니다. 기공을 닦는 사람은 동시에 그 몸과 마음을 닦아야 합니다. 더구나 자신의 능력을 과장해서는 안 됩니다. 말이 씨앗이 되고 갖가지 사악한 마음으로 지은 업은 언젠가 그것이 쌓이고 넘쳐서는 상당한 고통의 결실로 돌아오게 되고 그때는 회복하기가 어렵습니다. 갈수록 그런 일들이 세상에 넘치면 말법의 시대가 옵니다. 그 반대로 선한 일을 쌓으면 당장에는 그 효과가 눈에 보이지 않는다 해도 그 행동 자체가 지혜의 창고가 되고 그 일이 반드시 아름다운 결실을 보게 되어 있는 게 천지의 이법입니다. 흔히들 왜 착한 사람이 고통을 받고 악한 이들이 사회적으로 출세를 하는가, 선량한 마음을 가져도 아무 소용이 없다고 하지만 절대 그렇지 않습니다. 우리의 생애는 한 생애로 끝나지가 않을 뿐 아니라 후손들에게 그 잘못과 공덕이 언제나 이어집니다. 다음 생을 궁금해 할 필요는 없습니다. 지금의 생이 어떤 지혜와 공덕을 쌓았느냐에 따라 정해집니다. 티베트 사람들을 보면 걸어서 오체투지를 하면서 자신의 행복을 기원하는 게 아니라 이웃의 평화와 모든 이들이 행복해지기를 기원하면서 그 멀고 추운 설산을 향해 기어갑니다. 그 염원이 언젠가는 이루어집니다. 그러나 요즘 속도에 물든 사람들은 그런 행동을 전혀 이해하지 못합니다. 부질없는 수행이라고 하지요. 그러나 영혼의 깊은 체험을 한 사람은 알고 있습니다. 그들은 비록 어떤 탁월한 능력이 있다 할지라도 그것을 드러내지 않습니다. 별것 아닌 체험을 한 사람은 그것을 드러내어 교만해지고 자랑하지 못해 안달을 합니다. 그러는 와중에 지나치게 과장하기도 하고 자신조차도 그것에 속아 넘어갑니다. 그래서 비록 지금 우리가 허물이 있더라도 스스로 잘못됨을 알아서 그

악함을 고치고 선량한 태도로 행동하면 병에 걸린 몸도 마음도 물러가게 되어 있습니다. 미륵의 법은 바로 이와 같습니다. 저절로 오는 것이 아니라 스스로 실천해서 풍요로운 세상을 이루는 게 바로 미륵의 법입니다."

그는 전래해오는 민간의 미륵신앙, 즉 미륵부처가 와서 풍요로운 세계를 만들어주는 것이 아니라 도법을 수행해서 풍요로운 세상을 공동체로 이루어야 한다는 새로운 의미의 미륵세계를 기다리고 있었다. 그래서 그는 미래에 올 미륵세계가 우리 마음속에 기다린다고 했다는 것이다. 그는 자신이 펴고 있는 백불기공이 미륵의 도법으로 세상을 구현하는 방편이라고도 말했다.

마음의 언어로 세상, 우주 만물과 소통한다

그는 도법공부를 하면서 과거와 현세의 모든 존재와의 대화법도 익혔다고 말했다. 바로 '마음의 법으로 한다'는 것이다. 가끔씩 그는 현실적 사고로는 도무지 받아들이기도 어렵고 믿기도 어려운 말을 했다.

"나무와 풀, 바위와도 대화한다는 말입니까?"

"왜 사람은 사람끼리만 대화해야만 한다고 생각합니까? 본래 하늘의 이법은 모든 존재가 다 평등했습니다. 서로 대화를 나눌 수 있었지요. 그것을 심어(心語)라고 합니다. 마음의 언어는 세상 모두, 우주 만물에까지 서로 소통할 수가 있습니다. 우리가 서로 다르기 때문에 의사소통을 해야 서로 무슨 생각을 하고 있고 무엇이 다른지 알 수 있지 않습니까? 그러면 서로 다른 존재까지 서로를 이해할 수 있는 통로가 생기고 공통된 것에 대해 뜻을 같이 할 수 있습니다."

그는 자신의 경험이 뜬구름 잡는 이야기로 들릴 수 있지만 지상의 사소한 이익과 권력에 물들어 있는 이에게는 들리지 않는다고 했다. 그래서 무엇보다 자신의 능력으로 보여주어야 한다고 말했다.

그는 자신의 능력이 어떻게 완성되어 갔는지를 예를 들어 말했다.

"사람이 믿는 종교는 다 달라도 추구하는 길은 하나입니다. 자비와 사랑입니다. 그것은 소리 없는 희생이며 구원입니다. 나는 도법을 수련하는 과정에서 수많은 고통을 받았습니다. 하늘은 먼저 시련을 줍니다. 굶주릴 정도로 가난하게 하고 사회적으로 억울한 누명을 씌워서 그 인내심도 시험해 봅니다. 그것을 온 몸으로 헤쳐서 극복해나가야 합니다. 열두 달 동안 잠을 재우지 않는 장좌불와를 통해서 수행하기도 했습니다. 그것은 내가 하고 싶다고 하는 것이 아니었습니다. 하늘의 첫 시험이었습니다. 하늘은 시련 과정을 거칠 때마다, 시련을 통과했다는 명패를 줍니다. 그것은 하늘의 소리입니다. 무형의 명패이지요. 하늘의 이법 구조는 지상의 구조를 알면 쉽게 이해가 됩니다. 대통령이 있고 국무총리, 장관이 있는 것처럼 하늘에도 그 품계가 있습니다. 그 품계는 능력과 수행의 결과에 따라 정해집니다."

그는 지상의 모든 제도는 하늘의 제도를 본받아 만들어져 있다고 했다. 그와 말을 하고 있으면 도무지 알 수 없는 우주의 어떤 길을 따라가는 것 같기도 했지만 그는 늘 그것은 허공의 소리가 아니라 현실에서 반드시 그 결과로 드러난다고 했다.

"하늘의 이법은 우주 멀리 있지 않고 사람들 속에 있습니다. 다시 말하면 아픈 사람은 낫게 하고 마음이 어두운 자에게는 빛을 주어야 합니다. 세상과 동떨어져 있는 것이 아니지요. 기는 마음의 길이고 그것은 하늘의 근원이며 실천의 기초입니다."

그는 크고 우락부락한 소리로 말했다. 그의 말을 듣고 있으면 귀가 왕왕 울릴 정도로 목소리가 컸다.

"전국 도처에 기 수련을 하거나 깨달음을 얻기 위해 공부하는 사람들이 많습니다. 그런 사람들이 선생과는 어떤 차이가 있습니까?"

"또 말해야 합니까? 현대의학에서 해결하지 못하는 질병을 백불기공으로 완치하면 됩니다. 그러나 내가 아무리 능력이 있다 할지라도 내 자신을 스스로 낮출 뿐입니다. 한 때 나는 능력을 과신했습니다. 정말 자신만만할 때 하늘은 시련을 주었습니다. 더 공부해서 자신을 낮추도록 고통을 주었습니다. 마음을 완전히 낮추어야 모든 소리를 듣는 경청의 능력이 생깁니다. 도법을 닦는 자는 말과 행동이 달라서는 안 되고 그 행동에 책임을 져야 합니다. 고요함과 움직임이 조화롭게 펼쳐지는 기공만이 새로운 길을 찾아나설 수 있습니다. 그래서 언제든지 치유기공에 대해서 현대의학과 공동으로 연구하기를 제안하는 이유도 자신을 낮추어서 세상의 이치에 맞게 하기 위함입니다. 우리는 바로 옆의 사람들의 마음도 알기 어려운데 짐승들의 마음을 알 수가 있겠습니까? 직접 되어보지 않으면 알 수 없지요. 그처럼 하늘의 이법을 듣는 자와 그것을 듣지 못한 자의 능력은 근원적으로 차원이 다릅니다. 병원에서 전문의가 되는 과정에도 많은 시간과 노력이 필요하지 않습니까. 치유기공의 능력을 가지기 위해서는 하늘의 시험 관문을 수없이 거쳐야 하고 그 능력을 인정받아야 합니다. 그럴 때 비로소 하늘의 목소리를 듣고 무엇보다 현대인의 가장 무서운 질병의 하나인 빙의로 오래 고통받은 이들을 치유할 수 있습니다."

그는 하늘의 시험과정이 얼마나 혹독한지 그게 너무 고통스러워서 죽고 싶은 적도 있었다고 고백했다. 그런 시련을 넘어서기에는 그의 뚝심과 어려서부터 세웠던 목표, 그리고 우리나라에서 단절된 도법의 기운을 다시 세우겠다는 원력으로 이를 극복할 수 있었다고 했다.

하늘의 명패를 받아들다

그의 설명을 듣는 중에 이해하기 어려운 대목이 많이 있었다. 특히 하늘의 명패가 어떤 것이며 어떨 때 하늘의 명패가 주어지는지 궁금하지 않을 수 없었다.

그는 명쾌하게 대답했다.

"이 세상에 공짜가 없지 않습니까? 왜 그렇겠습니까?"

"글쎄요? 세상에 공짜가 없는 것은 너무 당연하지요. 대가를 지불하지 않으면 다 헛되니까요."

"뭐 간단합니다. 복잡하게 생각할 거 없지요. 하늘에 공짜가 없으니 세상에도 공짜가 없지요. 과정이 없으면 절대 결과가 없습니다. 하늘의 시험은 처음에는 신체의 괴로움을 담보로 하지만 그 시험이 한 단계씩 높아질수록 목숨을 담보로 해야 합니다. 우리가 사법시험에 합격해야 판사, 검사, 변호사가 되고 9급 공무원도 반드시 선발시험을 거칩니다. 백불기공도 하늘에서 주는 시련을 통과해야 합니다. 오직 하늘의 이법을 실천하고 견디어내는 근기가 있는지를 살펴봅니다."

"그거 참, 하늘이 참 어떤 문제를 내는지 궁금합니다."

"그건 다 말할 수가 없습니다. 다만 하늘의 명패는 사람의 마음을 보고 그것을 어루만지고 우주법계의 진리를 알아야 비로소 받을 수 있습니다. 보이지 않는 세계를 언어로 설명할 수는 없지만 하늘의 시험과정을 거치면서 기의 도법을 깨닫고 비로소 하늘의 이법으로 통하지 않는 곳이 없다는 것을 체험하게 되었습니다."

그는 12살부터 기공 수련을 한 지 40년이 훌쩍 지났지만 그 수행의 단계는 쉼이 없다고 했다. 그러면서 그는 기공을 통해 사람의 인체를 보면 모든 장기로 가득 차 있는 인체에 빈 공간이 수없이 많으며 빈 자리에 인연이 있거나, 또는 아무 연고도 없는 영혼들이 자리를 잡고 수많은 질병이나 정신적인 혼란을 초래하는 경우가 점점 더 많아지고 있다고 했다. 그래서 이런 체계적인 수행을 통해서 영혼을 제도하는 능력자들을 양성해야 할 필요성이 점점 더 많아진다는 것이다. 그가 도교사원을 짓는 목적도 병의 치료와 기공수련과 함께 이들 능력자들에 대한 기공훈련과 수행이 더없이 필요하기 때문이라고 했다.

그는 어려서 기존의 어떤 개념도 들어 있지 않는 상태에서 기공수련에 뛰어들었기 때문에 그 능력이 엄청난 속도로 불어났다. 그것은 아직 세상의 여러 가지 이익이나 잡다한 생각들이 침투하지 않았기 때문이었다. 그는 육조 혜능대사가 출가해서 마음이 텅 빈 상태에서 도를 깨달아 선종의 법맥을 이은 것과도 비교했다.

부귀영화도 기에 달려 있다

백불기공에 대해 한 가지 궁금한 것은 그가 사람들에게 우주의 기운을 투여하면 본인 자신에게는 기의 손실이 느껴지지 않는가 하는 점이었다.

그는 빙긋이 웃으며 그런 염려는 할 필요가 없다고 말했다.

"이미 말했지 않습니까? 우주의 기운을 받아서 전달한다고. 나는 수행 과정을 통해서 하늘의 기운을 받아 아픈 이들에게 투여하는 능력이 찾아왔습니다. 내 몸은 매개체이므로 아무리 기를 투여해도 전혀 피곤하지가 않습니다. 병든 이에게 기를 투여하면 투여할수록 기공의 능력이 높아집니다. 그게 도법입니다."

그는 도법의 세계는 스스로 하늘의 해답을 찾아나가는 과정이라고 말한다. 벽돌을 깨뜨리고 쇠를 구부리는 것은 차력술에 불과할 뿐이다. 정신의 수련으로 심신을 단련시켜 내면의 아름다움을 얻는 정적인 세계는 낮은 단계이며, 고요함과 움직임 전부를 포용하는 세계가 백불기공이라고 했다. 세상에서 기를 받지 않고 태어나는 것은 없다. 기는 본래 우주의 본체이며 하늘과 땅, 사람도 기로서 이루어져 있다. 기가 생기고 만물이 생겨났다. 그는 사람의 몸에서 기가 어떤 작용을 하는지를 설명했다.

"살아 있는 모든 것은 정(精), 신(神), 기(氣)가 있습니다. 이것은 원래 하나입니다. 정은 땅에서 기를 받고, 신은 하늘에서 기를 받으며, 기는 정과 신이 합해서 나타납니다. 그래서 사람이 장수하고 오래 살려면 기를 사랑하고 신을 존중하며 정을 보호해야 합니다. 흔히들 정력을 낭비하면 건강에 해롭다고 하지요. 이는 땅에서 사는 모든 것은 정을 통해서 그 기를 받는데 이를 소모하면 기력이 상해지기 때문입니다. 정과 신은 기의 조화로 나타납니다. 그래서 기를 온전히 유지하면 도를 얻을 수 있고 기를 잃으면 모든 것을 잃고 맙니다. 부귀영화도 기에 달려 있지요. 그래서 기를 강건하게 하면 어떤 영혼들도 침입할 수가 없습니다."

그는 도법으로 영혼의 문제를 깊이 살피면 개개인의 건강은 물론 행복이나 미래에 대한 전망도 동시에 구체적으로 파악할 수 있다고 자신한다. 기를 통해서 사람을 깨끗하게 하고 생사의 문제를 긍정적으로 받아들이고 이웃을 염려하고 배려하는 마음이 활발하게 움직이면 이는 질병으로부터 자유롭게 되고 행복을 이룰 수 있다는 것이다.

3부

행복한 마음의 기초

돈과 욕망에 대한 태도
돈의 기운은 바람과 같다
행복한 마음의 기초
행복의 씨앗
용기가 기적이다

돈과 욕망에 대한 태도

사람들은 누구나 부자로 건강하게 오래 살기를 바란다. 그래서 다들 사람들이 살아가는 데 돈이 으뜸이라고 한다. 예부터 부가 먼저이고 그 다음이 귀여서 부귀(富貴)라고 부를 먼저 앞세운다. 태어나고 늙고 병들어 죽는 과정에서도 돈만이 가장 위력을 발휘한다.

돈이 최고라고 믿는 세상에서는 언제 꽃이 피는지, 언제 눈이 오고 비가 오는지, 꽃이 지고 열매가 맺는지 관심을 둘 마음의 여유가 없다. 오직 돈과 물질에만 집착해서 사회 전체가 돈에 몸과 생각을 가두어 마침내는 범죄로도 이어진다. 그러나 돈으로 할 수 있는 아무리 큰 즐거움이 있다 해도 언젠가는 다 사라지고 막상 세상을 떠날 때에는 한 푼도 가져갈 수 없다. 그리고 돈을 많이 남겨두고 죽으면 후손들이 그것 때문에 집안의 화목이나 조상에 대한 배려도 없이 진흙탕 싸움질을 벌이는 일도 종종 일어난다. 그런 현실 속에 있으니 세상살이가 괴로울 수밖에 없다. 다들 돈을 잡으려고 아우성인데 돈은 도무지 종적이 없고 아무에게도 좀처럼 그 보따리를 풀지 않는다.

실패, 좌절, 시련이 소중하다

도무지 이 돈은 무엇일까?

도법의 세계에서는 돈에 대해 어떤 시선을 가지고 있을까?

청년은 취직이 안 되어 아예 결혼과 출산을 포기하고, 노인은 질병과 고독, 가난에 시달리고 있다. 그것도 다 돈 때문이다. 직장을 가진 이들이 쫓겨날까 겁을 내는 것도 결국은 월급을 더 이상 받지 못하고 거리에서 이리저리 떠도는 것이 두렵고 다시 취업을 하기에는 젊지 않아 좀처럼 받아주지 않는 것도 돈이 없기 때문에 빚어지는 일이다.

이런 풍조에 대해 그는 걱정스러운 얼굴로 말했다.

"다들 돈 때문에 난리입니다. 요즘은 돈 때문에 부모 자식 간의 근본적인 윤리마저도 다 무너져가고 있습니다. 보험 살인은 옛 이야기가 되었습니다. 살아가는데 가장 필요한 것은 돈도 아니고 명예도 아니라고 말하면서도 사람들은 부자가 되어 오래 건강하게 살고 싶어 합니다. 더구나 명예까지 있으면 더 할 나위가 없지요. 그게 어리석은 일입니다. 돈과 명예를 얻으려면 거기에 맞는 이치를 알고 복을 지을 일을 해야 합니다. 작은 노력으로 돈을 벌었다고 합시다. 그것으로 생계를 해결하고 여유가 있으면 여행을 갑니다. 그것은 자신의 노력에 따른 대가를 즐기는 것이니 나무랄 일이 아닙니다. 그러나 그 돈으로 자신과 가족의 즐거움을 위해 쓰지 않고 남을 위해 쓰는 사람이 있습니다. 그런 행동은 바로 후대에 복을 쌓는 일이고 하늘의 마음을 헤아리는 일입니다. 남을 위하는 마음은 어떤 대가를 바라지 않는 마음이니 하늘이 스스로 알아서 크고 환한 복을 내립니다. 그래서 복을 구하려면 먼저 복을 심고 잘 자라게 해야 하고 명예를 구하려면 좋은 인연을 맺어야 하고 즐거움을 누리려면 늘 사람들을 따뜻하고 넉넉하게 대해야 합니다. 마음의 매듭을 풀고 연민과 자비로운 얼굴이 되면 아무 걱정이 없습니다."

"다들 돈을 구하느라 눈에 불을 켜고 난리를 치면서도 또한 다들 돈이 전부가 아니라고들 말합니다. 그러나 실제 행동은 다들 돈과 연관되어 있지 않습니까?"

"그러니까 괴로움으로 가득 차 있습니다. 태어나는 괴로움이 있고 늙고 병드는 괴로움이 있고 죽음의 괴로움은 원래 있는데 이런 괴로움은 아랑곳없고 오직 돈이 없어서 빚어지는 괴로움이 다른 괴로움보다 더 앞서고 있습니다. 사람도 인연이 다하면 헤어지는 것처럼 돈도 그 때가 되어야 찾아옵니다. 밤이 끝나야 아침이 오지요. 그러나 이런 말을 아무리 강조해도 알아듣지 못합니다. 사과도 작고 큰 것이 있고 한 나무에 달린 배도 크기가 다 다릅니다 돈을 구하려면 남들보다 먼저, 그리고 더 많이 정성을 쏟아야 그 결과물도 큽니다."

"사람들 가운데는 아무리 애를 써도 생활이 나아지지 않는다고 비관하고 마침내는 목숨을 끊는 이들도 있지 않습니까?"

"그렇습니다. 우리는 맨주먹으로 태어나서 실패도 하고 좌절도 하면서 저마다의 목적지로 갑니다. 길을 알면 길을 잘못 들지 않을 수 있고 길에 무엇이 놓여 있는지 알면 길을 가다가 엎어지지 않는 법을 알게 됩니다. 희로애락을 겪지 않고 사는 일은 온실의 화초와 같습니다. 스스로 뿌리를 내리지 않고 따뜻한 온실의 화분에서 추위도 제대로 겪지 않고 때가 되면 정원사가 와서 물을 주고 바람과 추위를 막아주는 유리창을 통해

들어오는 햇볕을 마음껏 쬔 것에 불과합니다. 그러나 이렇게 일생 온실 안의 화초처럼 평화로운 인생은 드물고 그런 인생은 정말 무미건조하기도 하지만 이런 경우는 사실상 없습니다. 빌 게이츠를 비롯한 미국의 많은 갑부들이 그 많은 재산을 기부하는 이유가 뭐겠습니까? 그들이 돈이 많아서 기부한다고 생각하면 그런 생각을 가진 사람은 평생 기부를 할 수도 없고 기부할 만큼의 큰 재산을 벌지도 못합니다."

하늘은 스스로 견디는 사람을 돕는다

그는 미국의 갑부들이 기부를 하는 이유의 그 근거에는 부자는 바로 자신의 능력도 있지만 바로 하늘이 부자를 만들어준다는 태도를 가지고 있기 때문이라고 설명한다. 빌 게이츠도 부자는 하늘이 만들어주기 때문에 자신은 자신의 재산을 사회에 돌려주어야 할 의무가 있다고 말했다.

"또 하나 있습니다. 아마 갑부들도 다 알 것입니다. 그들은 죽을 때에 한 푼도 가지고 떠날 수 없다는 것을 알고 있으며. 그리고 그들에게는 새로운 삶의 목표가 필요하고 자신이 가지고 있는 재물을 나누어 줌으로써 새로운 기쁨을 누리고자 하기 때문입니다. 무엇인가 자신이 가지고 있는 것을 기부한다는 것은 하늘의 이법을 실천하는 일입니다. 돈은 바로 그런 의미이지요."

"그런데 당장 먹고 살기도 힘든 사람에게 그런 꿈 같은 말을 해서 누가 알아듣겠습니까? 저 많은 돈을 내게나 좀 주지 하고 생각하지 않겠습니까?"

"세상에 공짜가 어디 있습니까? 그런 생각을 하는 이들은 거꾸로 생각해봐야 합니다. 자신이 부자인데 그런 돈을 자기에게 좀 나눠주지 하는 생각을 가진 사람에게 돈을 나누어 주겠는가? 하고 스스로 물어보면 답이 간단하게 나옵니다. 만물은 인간이건 짐승이건 그 대가에 따라 움직여 갑니다."

"그러면 돈 때문에 고통 받고 범죄 직전에 내몰려 있거나 삶을 마감하려는 이들은 어떻게 해야 합니까?"

"산의 나무를 보십시오! 누가 산에 물을 주어 나무를 키웁니까? 나무는 오직 하늘만 바라보고 있습니다. 하늘에서 비가 내릴 때까지 자신을 견디어 나가고 목마름을 이겨 나갑니다. 우리는 저 산의 나무를 통해서 우리의 자세를 가다듬어야 합니다. 그리하여 꽃을 피워야지요. 긴 겨울을 끝내고 피우는 꽃들은 단순히 향기를 품어내고 아름다운 자태를 자랑하는 것 이상의 의미가 있습니다. 바로 꽃은 인내의 결정체입니다. 그리고 꽃이 지고 나면 열매를 맺어서 비로소 그 완성을 이룰 뿐 아니라 그 결실을 다음 세대로 전승하는 준비를 다 마칩니다. 어떤 나무는 꽃을 피워도 열매가 적은 나무도 있습니다. 다 인연을 따라서 가는 법입니다."

그는 겨울을 이겨내고 그 때가 되어 피우는 꽃들도 빨리 지는 것도 있고 늦게 지는 것도 있다고 한다. 또 바람이 많이 부는 곳에서는 꽃대궁이 너무 크면 바람에 부러지고 향기가 짙으면 벌레가 너무 많이 달려든다. 바람이 많이 부는 벌판에서 살아남는 나무는 키가 작아야 한다. 그는 환경의 변화에 따르는 자연의 모습에서 스스로 욕망에 대한 태도를 배워야 한다고 했다.

"사람은 자신을 과대평가해서는 안 됩니다. 주위에서 자신을 어떻게 보는지를 알면 돈도 어디로 흐르는지 보입니다. 돈의 성질은 돈을 따라다니는 이에게는 결코 찾아오지 않는 못된 버릇을 가지고 있습니다. 노력을 해야지요. 돈을 따라다니는 이는 돈을 벌 수 없습니다. 돈은 달아나기만 합니다. 무엇보다 돈을 벌 수 있는 환경을 만들어야 합니다. 내 일에 열정을 가지고 연구하고 피나는 노력을 하는 이들은 시운이 와서 돈을 벌 수가 있습니다. 사람이 돈을 가지고 싶다고 가지는 것은 아니지 않습니까? 노동을 해도 하루 일당이 정해져 있습니다. 하루 이틀은 일을 많이 할 수 있어도 지속적으로 할 수 없습니다. 무리하게 일을 하면 병이 나서 버는 돈보다 약값이 더 많이 나가고 자칫하면 회복하기 어려운 병에 걸려서 아예 몸을 망칠 수도 있습니다. 그래서 사람들은 일확천금을 꿈꾸지만 그런 일은 확률적으로 아주 드뭅니다. 우연한 행운도 있을 수 있습니다. 가령 로또에 당첨될 수 있는 우연도 있습니다. 이도 우연히 일어나는 행운 같지만 그 이면에는 깊은 뜻이 숨어 있습니다. 행운은 하늘이 주는 것이고, 동시에 하늘의 시험이며 각 개인에게 남아 있는 모든 행운을 한몫에 모아서 주는 일과 같습니다. 그러니까 로또에 되었다면 하늘이 주신 행운을 정성스럽게 사용해야 불행한 일이 없습니다. 로또에 당첨된 이후 불행한 일이 일어나 패가망신한 사람들이 더러 입에 오릅니다. 이는 바로 하늘이 주는 행운을 흥청망청 썼기 때문에 일어나는 하늘의 벌입니다. 그러니까 우리는 돈타령을 하기 전에 돈이 찾아올 수 있는 환경을 먼저 만들어야 합니다."

돈이 찾아올 환경을 먼저 만들어라

"어떤 환경을 만들어야 한다는 뜻입니까?"

"모든 조건을 다 갖출 수는 없지요. 부모로부터 재산을 받는 이도 있지만 맨주먹으로 일을 사랑하고 열정을 가지고 하다 보니 명예와 돈뿐 아니라 주위에서 자신을 인정하고 선량한 사람이 와 있음을 알게 됩니다. 작은 재물이라도 소홀히 하거나 함부로 다루어서는 안 됩니다. 자신에게 필요하지 않는 것을 욕심내면 안 됩니다. 그것은 큰 손실로 찾아옵니다. 사람들은 주는 것보다 받는 것을 더 좋아합니다. 인색한 사람은 받은 것을 좋아하고 주는 것을 싫어합니다. 그러면 남의 물건을 탐내게 되고, 그런 사람들이 많아지면 세상이 힘들어집니다. 힘들 때 우리는 관대한 마음을 가져야 합니다. 관대한 사람은 돈을 나누어줄 사람에게 주어야 하고 주어야 할 때 주어야 하며 자신의 능력에 맞게 주어야 합니다. 그러므로 아무리 가난한 사람도 관대한 마음을 가질 수 있습니다. 바로 이게 돈의 진정한 매력입니다."

"돈도 그것을 소유하고 있는 이의 빈부귀천에 상관없이 긍지를 가지고 있다는 뜻으로 들립니다. 그것도 하늘의 도법에서 이르는 말씀입니까?"

"하늘은 긍지 있게 한 세상을 살아야 한다는 점을 말하고 있습니다. 우리가 긍지를 가장 빨리 무너뜨리는 대상이 바로 돈입니다. 누구보다도 돈의 가치를 알고 있는 사람은 돈을 벌거나 돈을 쓰는데도 긍지 있게 합니다. 긍지가 있으면 불행이 있어도 흔들리지 않고 의지가 강합니다. 우리가 매일 산해진미를 먹으면 산해진미의 맛을 모르고 심지어는 질리기까지 합니다. 맨주먹으로 성공해서 거나하게 먹었을 때 그 마음은 넉넉하고 행복합니다. 그게 인생입니다. 고난과 역경, 고통은 신의 선물입니다. 긍지는 사람의 마음을 선량하고 강하게 만듭니다. 긍지야말로 인생의 승부입니다. 어떨 때는 잘 벌기도 하고 어떨 때는 돈을 다 떨어 먹기도 한다. 나 역시 엄청난 고통을 받았습니다. 결국 모든 사람들이 많이 가지고 싶어 하는 돈을 버는 방법은 다른 데 있지 않습니다. 지혜로워야 합니다. 그리고 아무리 어려운 환경에서도 긍지를 잃지 말아야 합니다. 긍지를 잃지 않을 때 우리가 추구하는 돈은 우리에게 명예를 선물합니다. 긍지를 잃고 돈을 추구하는 세력들에게 함몰이 되면 결국 한 순간 돈이 모였다 할지라도 다 없어지고 불명예와 치욕이 찾아옵니다. 그건 실제 현실에서 그런 일들이 무수히 반복되고 있지만 눈앞의 욕심에 가려 일을 그르칩니다. 인간이 추구하는 돈을 구하는 법은 현실을 아는 지혜로움에 있습니다. 그리고 그 돈으로 복을 지을 일을 동시에 생각해야 합니다."

그는 한 예를 들었다.

바닷가 마을에서 하루하루 노동으로 먹고 사는 사람이 돈을 아껴 그물을 샀을 때는 그 때부터 상황이 완전히 달라진다는 것이다. 그물을 만들 때까지는 지루하고 고통스럽지만 손으로 고기를 잡는 것보다 훨씬 많은 고기를 잡을 수 있고, 그 상황은 과거와는 완전히 다른 것이다. 그 어부는 여유로움을 가질 수 있고, 그 여유로움은 그물을 사기까지 배고픔을 참으며 오랜 기간 돈을 저축해온 과정에서 비롯된다. 다른 일도 그와 같다. 자신이 좋아하는 일을 사랑하고 열정적으로 하면 돈과 명예는 저절로 따라오고, 인내와 끈기로 일을 하면 열 배, 스무 배가 되어 더 많은 고기를 잡을 수 있다. 그는 인내 없이는 어떤 돈도 따라오지 않으며 혹 운이 좋아 일시적으로 돈을 번다 할지라도 더 많은 고통을 동시에 주는 것과 같다고 단정했다.

"하늘은 공평합니다. 사람들마다 수만 가지의 능력을 나눠 줍니다. 사람마다 능력이 다 다르지만 그것은 곧 하나의 법으로 다 모입니다. 부채를 펴면 만법이고 하나로 모으면 하나의 법으로 모이는 형태와 같습니다. 농사를 짓는 사람도 있고 물건을 파는 사람도 있고, 공무원도 있고 무역회사 사원도 있습니다. 또 기공 수행을 통해서 도법의 길을 가는 사람도 있습니다. 이처럼 하늘의 이법은 본래 하나이나 인간 세상에 펼쳐놓으면 수만 가지의 법으로 전개되는 것입니다."

하심, 마음을 내려놓다

그는 각자의 분야에서 최선을 다하고 스스로 즐길 줄 알게 되면 돈도 어느 순간 즐기는 모습이 보기 좋아서 찾아온다는 낙관적인 생각을 가지고 있었다. 다만 그 시기가 문제이고 그 과정에 고통이 오는 것도 당연하다는 말도 했다. 단거리 선수는 아주 짧은 순간의 기록을 경신하기 위해 똑같은 거리를 수천, 수만 번 뛴다는 것이다. 그것이 노력으로 이룬 기록이 바로 노력의 결실이며 돈으로 변신해 찾아온다고 했다.

사실 돈에 대해서 지나치지도 않고 모자라지도 않는 태도를 가지기는 여간 어려운 것이 아니다. 모두들 돈에 대해 집착하고 있다가 돈을 벌면 인색해지거나 더 큰 돈을 벌기 위해 모험을 하다 한 번에 날리기도 하는 것이 돈이 주는 또 다른 모습이다.

"그렇지요, 그러나 우리는 돈을 가져갈 수 없습니다. 우리 몸도 잠시 빌려 쓰고 가는 것이고 이 세상에 잠시 방을 얻어 세내어 사는 것처럼 돈도 잠시 빌려 쓰고 가는 것이니 돈에 매몰되어서는 안 되지요. 흔히 돈을 벌고 여유가 생기고 주변에 사람들이 모여들면 자만심과 거드름을 피우게 됩니다. 그러면 그것을 하늘이 바로 거두어갑니다. 나 역시 그런 시련을 겪었습니다. 도를 공부하는 사람도 하늘의 이치를 망각하기 쉽습니다. 철저한 시련을 받았습니다. 하늘의 메시지는 간단했습니다. 다시 시작하라는 뜻이지요. 그러니까 그 경험을 혹독하게 겪은 뒤에 나는 내 자신을 새롭게 가다듬었습니다. 모든 것을 다시 시작했습니다."

그가 도법 공부를 다시 시작한 출발점은 마음을 내려놓는 데 있었다.

하심(下心)은 모든 것을 잃었을 때 시작하는 것이다. 그가 마음을 가장 낮추었을 때 비로소 하늘의 소리가 들려왔다. 그는 하늘의 소리를 듣게 되었고 기공 능력은 점점 배가되었다. 그는 몸에 달라붙은 영혼을 제거하고 그것에서 비롯되는 난치병들을 낫게 하는 탁월한 능력을 가지고 있었으나 상대의 말에 귀를 기울이는 데 소홀히 했다는 것을 하심을 통해서 비로소 알았다고 했다.

그를 찾아오는 이들 가운데 여러 질병으로 고통을 받는 이들이 많았다. 아픈 사람에게는 질병의 고통으로부터 해방시켜주는 것이 진리이고, 배고픈 이들에게는 굶주림을 면해주고 경제적인 활동을 할 수 있도록 배려해주는 것이 마땅하다. 위암 환자는 위암에 대해 귀를 기울이지 간암에 대해서는 관심이 없는 법이다. 마음이 아픈 사람에게는 그 아픔을 위로해주는 일이 필요한 것처럼 아무리 좋은 진리가 있다 해도 며칠 굶은 이에게는 따스한 밥 한 그릇이 필요한 법이다.

그는 이렇게 말했다.

“진리를 바로 전할 수는 없습니다. 진리는 늘 비유로서 전할 수밖에 없습니다. 왜냐하면 진리는 빛나는 태양과 같아서 바로 쳐다보면 눈이 멀고 맙니다. 하늘에서 세상에 주는 진리도 이와 같습니다. 미륵의 법도 이와 같습니다. 종자돈이 없는 이들에게 미리 빌려줘서 수확을 해서 갚고 그 이익을 다른 사람에게 빌려주게 하는 것입니다. 즉 돈이란 자기 스스로 즐기고 낭비하면 일회성으로 끝납니다. 진정한 가치는 거름과도 같습니다. 거름처럼 자양분이 되어서 다른 사람에게 새로운 희망을 싹트게 해야 합니다. 진리는 이처럼 실천을 통해 완성이 됩니다."

그는 미륵의 세계가 언제든지 지금 현세에서 구현될 수 있다고 했다. 그것은 사람들의 마음에 희망의 싹을 틔울 수 있게 해주는 데서 비롯된다는 것이다. 가난한 이들에게 단순히 먹거리를 해결하는 데서 그치지 않고 그 능력과 소임에 맞는 희망의 싹을 틔울 수 있게 해주는 것이다. 정말 노력하려고 하는 이들에게는 연장을 사주고 어떻게 사용하는 방법을 익히도록 하는데 돈의 효용가치는 무한하다는 것이다. 바로 돈의 진정한 힘이 느껴지는 곳이 희망의 싹이라고 강조한다.

돈의 기운은 바람과 같다

그는 하늘의 이법을 통해 돈은 바람과도 같다는 것을 배웠다. 모든 조건과 환경이 맞았을 때 그 바람을 타고 돈이 수없이 모였다가 또 다른 환경을 만나면 돈은 다 날아가버리고 만다는 것이다.

"돈 안에도 무수한 기운이 있습니다. 좋은 기운 나쁜 기운, 사악한 기운 등이 뒤섞여 있습니다. 아름다운 기운도 물론 있습니다. 정치인의 구린 돈이나 기업의 비자금, 그리고 뇌물은 사악한 기운을 가지고 있어서 반드시 나중에 최악의 결과를 초래하게 됩니다. 전직 대통령의 수많은 비자금이나 대형 뇌물사건들이 터지는 이유는 돈의 사악한 기운 때문에 그렇습니다. 그러나 어려운 현실에도 불구하고 남을 돕기 위해 기부하거나 그런 기부 행위를 기뻐하는 마음은 똑같이 미래의 아름다운 돈의 기운을 가져오게 합니다."

그는 돈은 사람을 따르며, 따르는 사람은 정해져 있다고 했다. 돈에는 무수한 희로애락이 동시에 있어서 그릇이 작고 돈을 가질 만한 능력이 되지 않는 자가 돈을 가졌을 때 폐인이 되는 경우가 무수히 많다. 남을 속이거나 부당한 방법으로 돈을 축적했을 때 그 돈은 소유한 사람에게 엄청난 업력의 덩어리로 작용한다. 사람의 능력이 적고 그릇이 작은 데 큰돈이 온다면 그 돈은 세상에 드러나서 다른 많은 사람들의 표적이 된다. 그릇이 작아서 숨길 수 있는 곳이 없기 때문이다.

"밭에 돈에 숨겨두었다가 드러난 경우도 있습니다. 또 한 푼도 써보지 못하고 금괴로 바꾸어 벽장 속에 숨겼다가 도난당하는 일도 있었습니다. 결국 그 금괴는 후손들이 재산 소송분쟁을 하게 만드는 불행의 씨앗이 되고 맙니다. 이는 무엇을 말하는가 하면 돈을 가지기 전에 그 돈을 가질 만한 그릇을 스스로 키워야 한다는 의미입니다."

그릇을 키운다는 말은 '마음의 그릇이 커져야 한다'는 뜻이라고 그는 말했다.

내면의 그릇은 크면 클수록 아름답고 향기롭다. 돈이 자신을 좋아하게 만들려면 아주 은은한 달빛과 같은 기운을 가지고 있어야 돈이 모여든다. 돈은 너무 어두우면 사악한 기운이 묻어 있어서 자신의 운명마저 썩게 만든다.

마음의 그릇을 넓혀라

돈이 기운이 뜨겁고 너무 환하게 드러나면 서로 다투어 돈을 가지려고 하니 경쟁이 치열하다. 그래서 돈을 가장 많이 가지고 있는 사람의 성품이 은은한 달빛과 같을수록 돈은 더 많은 향기를 품으며 모여들고, 그 향기는 많은 어려운 사람들을 이롭게 한다. 예를 들면 빌 게이츠 같은 사람들이며 동시에 어려운 형편 속에서도 남을 돕는 이들이다. 이들의 공덕은 당대에 그치지 않는다. 그들의 후손에 이어져서 더 많은 행복을 만들어 준다.

그러므로 돈을 아무리 가지고 싶어도 그릇이 작으면 일시적으로 시운이 좋아 돈이 들어왔다 할지라도 그 돈을 유지할 수 없다. 그것이 바로 돈의 진정한 가치를 알게 하는 하늘의 시험이다. 흔히 먹지도 않고 놀지도 않고 오직 구두쇠처럼 돈을 모아서 살 만하게 되는 순간 병이 들어서 죽게 되거나 유족들은 그 돈을 서로 차지하려 싸움을 벌이는 경우를 본다. 돈을 버는 데만 정신이 팔려서 마음의 그릇을 넓히지 않았던 결과이다. 하늘은 처음부터 사람의 그릇에 대해 차별을 두지 않는다. 오직 스스로 그 그릇을 관리하는 책임을 자신에게 두는 것이다. 그 책임도 결과도 스스로 받게 한다.

부자이지만 돈의 기운에 눌려 병이 들고 목숨을 잃는 사례들을 자주 본다. 그것을 그는 '돈의 기운' 때문이라고 한다. 돈 기운을 이겨낼 수 있으면 재물을 가질 수 있고, 이겨낼 수 없으면 양보하고 적당하게 가지는 자세가 건강하고 행복하게 살 수 있는 지름길이라고 한다.

"그러나 무엇보다 경계해야 할 일은 특히 하늘의 이치를 이용해서 돈을 끌어 모으는 행위는 삼가야 합니다. 손만 대면 모든 병을 낫게 한다는 어떤 사람이 있었습니다. 그것은 있을 수 없는 일이지만 운이 좋아서 많은 돈을 모을 수 있었습니다. 손만 대면 낫는다는 것은 신의 경지에 이르는 능력을 받지 않으면 할 수 없는 일입니다. 그러나 일시적으로 운이 있어 이런 식으로 부를 축적하면 그 돈의 기운은 엄청난 파괴력으로 자신은 물론 그와 관련된 이들을 파멸로 몰아가고 서로 분란을 일으키게 합니다. 그렇게 돈을 끌어 모으면서 자신이 병으로 고통 받고 있다면 그것은 바로 돈이 주는 업식에서 일어나는 것이므로 죽음에 이를 수밖에 없습니다."

사람들은 황금을 찾아서 끝없이 떠난다. 그러나 돈은 환경에 아주 민감하기 때문에 아무리 부르짖어도 그 선택권은 사람에게 없다. 돈이 싫으면 그 사람을 떠나버린다. 그 이유는 버는 사람 따로 있고 쓰는 사람 따로 있듯이 돈의 행방은 알 수가 없지만 그 움직이는 길은 결국 하늘의 이법에 따른다.

한때 권력이 있어서 수많은 이권에 개입한 이들도 결국은 그 시기가 지나면 돈의 업력에 의해 패망의 길을 걷는다. 돈의 향기로움으로 고통 받는 이들에게 희망을 줄 수 있는 수많은 기회를 그들은 오직 자신만의 행복을 위해 다 써버린 결과, 최후를 참담하게 맞이할 수밖에 없다.

이러한 결과는 피할 수가 없다. 그래서 많은 이들이 자기 그릇에 비해 돈만 추구하다 보면 결국 몸이 망가져 병이 들고 제대로 써보지도 못한다. 더러는 그 처벌이 두려워 스스로 목숨을 끊는 일도 지금 우리 사회에 많이 일어난다.

돈을 너무 좋아하는 사람은 돈의 나쁜 기운에 빠진다. 자신은 물론 동료와 가족까지 망치는 길로 가버린다. 사람들은 돈만 가지고는 안 된다고 말은 하면서도 결국 돈의 마력에 빠져서 자신의 인생을 망치고 만다. 몸과 마음을 망치는 행위의 그

처음은 바로 돈의 나쁜 기운에 자신을 맡기는 길이다.

그는 빙긋 웃으며 말했다.

"언제나 하늘의 이치는 간단합니다. 처음 사람이 세상에 나왔을 때 하늘로부터 받은 맑고 밝은 기운을 훼손하면 모든 것을 잃어버리고 만다는 가르침은 이 지상의 모든 이들에게 적용되는데 빈틈이 없습니다. 그건 나에게도 마찬가지입니다."

행복한 마음의 기초

하늘에서 들려주는 행복의 기준은 어디인지 땅에 사는 사람은 궁금하다. 행복의 기준은 마음이고, 마음이 편한 상태가 바로 최고의 행복이라고 하지만 사람들은 여전히 그것이 무슨 행복을 가져다주느냐고 되묻는다. 그 이유는 간단하다. 진정하게 마음이 평화로운 상태를 구하지 않았기 때문이고 따라서 그 평화로움을 맛보지 못해서 그렇다. 돈을 탐내고 그 과정에 마음이 불안해지면 그것은 불행의 씨앗을 뿌리는 행동이다. 우리는 뿌린 대로 거두는 법이다. 행복한 씨앗을 많이 뿌려서 그 싹이 그 가운데 몇 개라도 자라나면 그것으로 많은 사람들에게 행복을 나누어 준다.

그는 도법에 따른 행복에 대해서 말한다.

"경전에 이렇게 나와 있습니다. 사람에게 네 가지 고독함이 있다. 태어날 때 혼자서 오고, 죽을 때도 혼자서 가며, 괴로움도 혼자서 받고 윤회의 길도 혼자서 간다. 우리가 한 세상에 나서 백 년이란 시간도 병든 날, 잠든 날 빼고 보면 얼마나 되겠습니까? 우리는 다들 벌거숭이로 태어나서 무엇인가 가지게 되고 때로는 고통을 받으며 한 세상을 눈 깜빡하는 사이에 지나고 맙니다. 나 또한 도법의 소중함을 느끼고 공부해 왔던 50년의 시간들이 금방 지나가버리고 말았습니다. 도법을 따라서 백불기공을 연마하고 생사를 넘어서는 법을 닦으면서 항상 주변과 하늘에 감사하지 않고 교만했는지를 살펴봅니다. 우리에게 더없이 필요한 돈을 물질로 보지 말고 건강하고 편안하게 하는 함께 가는 친구라고 생각하고 실천하면 어느 새 행복과 가까워져 있습니다. 그런 마음의 태도는 곧 돈을 따라오게 만들어줍니다. 그러니까 돈도 행복도 참 단순한데 사람들이 복잡하게 머리를 굴리니까 돈도 자꾸 복잡해질 뿐입니다. 많은 이들이 힘들고 어렵게 살다가 나름대로의 성공을 보는 이들이 있습니다. 실패와 시련을 통해서 그들은 마음의 고요함을 얻고 그것을 재산으로 삼아 노력하면 행복한 상태가 찾아옵니다."

우리가 누리는 행복 가운데서 돈이 주는 행복의 범위는 아주 좁다. 도박을 하는 이는 평생 노름을 해서 악의 기운을 가지고 있다. 결국 초조함과 불안밖에 남지 않는다. 노력의 결실로 돈을 벌었을 때 좋은 기운이 있고, 그 좋은 기운을 혼자만 누리지 않고 이웃에게 나누어 주었을 때 더 많은 결실을 거둘 수 있다.

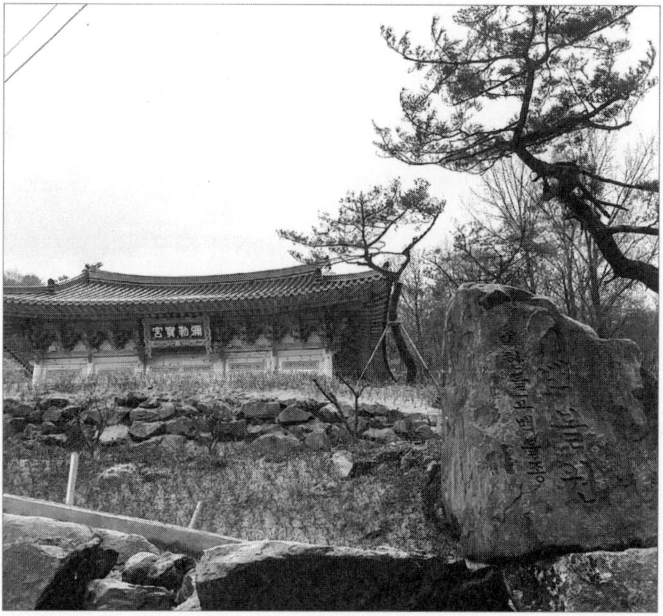

평화로운 마음을 유지하라

부자들의 속사정을 들여다보면 오히려 돈 때문에 불행을 겪거나 고통을 겪는 이들이 많다. 큰돈은 그 기운이 나쁘면 오히려 불행한 일을 더 많이 데리고 온다. 그 이유는 돈의 나쁜 기운을 이겨내지 못해서 가족들이나 가까이 있는 이들이 떠나가거나 다치게 되기 때문이다.

행복과 불행, 두 가지를 동시에 가지고 있는 물질이 돈이다. 돈을 잘 쓰면 칭송을 받고 존경을 받지만 잘못 쓰면 자신뿐 아니라 주변까지 최악의 상태로 물들이게 한다. 행복은 돈의 많고 적음에 있지 않다. 행복한 마음이 현실 속에서 향기를 품고 있어서 자신은 물론 주변 사람들을 아름답게 만든다. 그래서 아주 적은 돈이라도 행복한 돈이 행복한 인생을 데리고 온다.

그러나 아무리 많이 배우고 지혜가 있다 해도 현실에서는 적당한 돈이 없으면 그 또한 모양이 우스워진다. 또 돈은 많다 해도 주변을 무시하고 거만을 떨고, 오직 인색한 행동을 하면 그 돈은 한 순간에 사라지고 명예와 건강도 사라지고 만다.

"착한 생각을 하고 착한 이를 가까이 하는 사람은 안개와 이슬 가운데를 걷는 것과 같아서 자신도 모르게 그것에 젖어들어 갑니다. 나쁜 생각을 하고 나쁜 이들을 가까이 하는 것도 그와 같습니다. 착한 일에 물들면 반드시 넓고 큰 하늘의 기운을 받게 되고 행복도 그 안에 있습니다. 나쁜 기운에 물들면 이는 그것이 비록 잠깐이라 할지라도 나쁜 이름이 세상에 퍼집니다. 생선을 싼 종이에 손을 댄 것처럼 오래 나쁜 냄새가 남아 있습니다. 행복도 형체가 없어서 오고 감도 없고 머무름도 떠남도 없습니다. 다만 사람이 그것을 느낄 뿐입니다. 그러니 그 마음의 상태가 바르고 견고하면 더 이상 행복에 대해서 물을 필요도 없습니다."

"사람에게는 운명이라는 게 있다고들 하지 않습니까? 그래서 불행한 운명을 바꾼다고들 하는데 정말 운명은 바꾸어질 수 있습니까?"

"세상살이가 다 어찌 순풍만 있겠습니까? 몸은 병들게 마련이고 일을 도모함에 있어서 장애는 언제나 있게 마련입니다. 운명은 전생에 지은 업보에 따라 결정되어 있으므로 하늘에서 정해진 것입니다. 그것은 동시에 하늘은 자신의 운명은 자신만이 바꿀 수 있도록 하라는 뜻입니다. 스스로 결단하는 자유를 하늘은 선물하는 겁니다. 하늘을 탓하고 자신의 운명을 탓해봐야 상태는 점점 더 나빠집니다. 비록 하늘이 운명을 정해주었다 하나 동시에 이생에서 자신의 운명을 행복하게 가꿀 수 있는 수많은 기회도 동시에 제공해 줍니다. 하늘은 세상의 모든 일을 다 기억하는 무한한 용량의 컴퓨터입니다. 우주 속에서 지구는 먼지처럼 작은데 이 안에서 일어나는 일을 하늘이 어찌 모르겠습니까? 사람들은 누구나 복을 받기를 원하지만 복은 아무에게나 오지 않습니다. 일생 애를 써도 복을 받지 못하는 이들도 있습니다. 그래서 마침내 남을 탓하는 마음이 점점 커져 가곤 합니다. 운명을 바꾸는 가장 쉬운 방법은 선을 베풀고 덕을 쌓는 적선공덕을 실천하는 길밖에 없습니다. 아주 쉽기도 하고 어렵기도 합니다. 사람의 정성이 지극하면 하늘에 그 마음이 전해지고 하늘이 감동해서 새로운 길을 내리는 법입니다. 그 어떤 경우에도 남을 탓하지 말고 자신에게 무슨 잘못이 있는지 깊이 살피고 반성해야 합니다. 그래서 잘못을 바로잡아야 합니다. 복을 지을 일을 많이 해야 복을 받지 않겠습니까? 아주 간단한 일인데도 사람들은 아무 것도 하지 않고 복을 받기만을 바랍니다. 자기 마음속에 자기 자신만 가득 차면 외부의 어떤 행운도 찾아오지 않습니다. 행운이 와도 들어갈 자리가 있어야 하지 않겠습니까? 지금 고통에 빠져 있는 많은 이들이 있다면 실망할 필요가 전혀 없습니다. 천지암흑 속에서도 언제나 길은 있게 마련입니다. 작은 정성이 큰 기운을 불러 옵니다."

누구에게나 행복해질 기회가 찾아온다

그는 자신도 한없는 실의와 고통에 빠져 있었던 시절이 있었다고 했다. 오직 하늘의 이법을 믿고 자신을 채찍질하고 담금질하여 백불기공의 경지에 오르기까지 무한한 인내심으로 버티어왔다고 했다.

“어느 날, 산에 오르다가 태풍이 와서 쓰러져 있는 나무들을 보았습니다. 나무를 유심히 관찰해 보다가 나는 자신도 모르게 근기가 얼마나 정성스럽고 생명을 새롭게 하는지를 보았습니다. 쓰러진 나무 가운데 살아나기 위해 근기와 인내를 가지고 하늘을 향해 죽을힘을 다해 일어서려고 하는 나무에게서는 나무 둥치에서 뿌리가 다시 내리고 줄기가 자라는 것을 보았습니다. 오직 살겠다고 하늘을 향해 머리를 쳐드는 것은 태양의 기운을 받아서 살아나고 근기와 인내가 없는 나무들은 말라 죽어가고 있었습니다. 인생 또한 그렇습니다. 자기가 만들어가지요. 인간의 한 평생은 짧고 고통과 한이 많기도 하지만 아름답고 행복한 것 또한 인생 아닙니까? 삶이 아름다운 까닭은 좌절과 실패가 있기 때문입니다. 우리는 수많은 자연을 보면서 배워갑니다. 이름난 명산만이 아름답지만은 않습니다. 가까운 앞산과 뒷산, 이름 없는 산도 소중합니다. 잘난 산과 못난 산이 다 정겹습니다. 사람들이 인공적으로 산을 만들었다고 해봅시다. 한두 번은 질서정연하게 꾸며져 있으니 보기에 좋지만 얼마 가지 않아 싫증이 나고 맙니다. 산의 이치는 자연스러움에 있으니 인공적인 장치를 아무리 해도 결국은 본질을 잃어버렸기 때문에 더 이상의 매력이 없습니다. 자연적인 환경은 늘 변하기 때문에 늘 새롭고 편안합니다. 그래서 사람들은 같은 산을 수없이 오르는 까닭은 늘 그대로이지만 오를 때마다 산은 새로운 모습으로 사람을 맞이하기 때문입니다. 행복은 멀리 있고 어려운 것이 아니라 자연스럽게 따라온다는 뜻입니다."

그는 행복을 시작하는 것은 바로 자신에게서 출발한다고 강조한다. 모든 순간 이 세상에 사는 동안 젊은 날들은 사라지고 늙은 날이 찾아오며, 이제 앞으로 많은 사람들은 양로원이나 요양병원에서 삶을 마감하게 될 것이라고 했다.

"가장 밑바닥에 내려가면 알게 됩니다. 분노와 모욕을 견디어내는 연습을 해야 한다는 하늘의 소리를 듣게 됩니다. 누구나 그렇지 않습니까? 자신에게 하는 모욕적인 말들 때문에 상처받고 그래서 그런 말을 한 상대에게 강력하게 대처하기도 합니다. 그러나 모욕과 분노를 삭이지 못하고 상대에게 똑같이 대응하는 것은 진정 자신을 모욕하는 태도입니다. 그럴 때마다 자신에게 가장 소중하게 자신에게 추구해야 할 것이 무엇인지를 찾아야 합니다. 젊은이도, 노인도, 어리석은 이도, 지혜로운 이도 다 죽음을 피할 수 없습니다. 부를 이룬 사람도, 명예를 얻는 사람도 다 똑같습니다. 그들은 다 어디로 갔겠습니까? 그것은 지금의 삶을 반성하라는 뜻이지요. 잘 죽는 일은 잘 사는 일과 바로 연결되어 있습니다. 물 속의 달을 건지려 하는 착각을 그만두어야 합니다."

그는 남에게 자신이 인정받아야 하겠다는 욕구는 물 속의 달을 건지려 하는 것과 같다고 했다. 그것은 착각이며 시간을 낭비하는 일이라는 것이다.

"우리에게는 갑작스러운 일들이 생기곤 합니다. 교통사고가 일어나기도 하고 이유 없이 모함을 받기도 합니다. 현실은 더 나빠질 수 있지요. 우리에게 수많은 불행이 찾아오기도 합니다. 우리에게 고통이 온다면 그것은 우리에게 진정한 행복을 단련하고 추구하는 기회가 주어진다는 하늘의 가르침입니다. 가장 밑바닥에 가 있을 때 자신의 마음을 평정하게 유지하는 기회를 만나게 됩니다. 그게 행복으로 가는 가장 소중한 기회입니다."

그는 행복의 기회는 자신과 그 주변을 물끄러미 관찰하는 마음의 여유를 찾는 데서 비롯된다고 했다. 지금까지 얼마나 자신을 스스로 이해해 왔는지, 남과 무엇을 경쟁하려 했는지, 현실의 욕망에 사로잡혀 하늘의 이치를 잊고 산 것은 아닌지. 이런 시간들이 자신을 단련시켜 밑바닥의 삶에서 일어서게 하고 더 넓고 큰 그릇으로 만들어 준다고 한다.

"흔히들 남이 나를 화내게 한다고 합니다. 남이 나를 불행하게 했다고 하지요. 그러나 자신이 남을 화내게 하고 불행하게 한 적은 없는지를 이때 돌아봐야 합니다. 우리는 오래 전에 상처받고 화를 내었던 기억들이 여전히 남아 있음을 압니다. 이런 감정이 쌓일수록 마음의 눈은 맹인이 됩니다."

그는 행복을 찾는 이들에게 자신의 생활에서 의미 없는 일이 무엇인지 정확하게 아는 게 필요하다는 말을 전하고 싶어 했다. 그렇게 하면 자신이 분노하고 감정을 상해서 낭비하는 시간들이 참으로 의미 없다는 것을 알게 된다는 것이다. 그는 자신이 밑바닥으로 추락했을 때 엄청난 모함과 경제적 피해를 받았지만 원망과 복수의 마음을 없애고 평정심을 유지하면서 백불기공 수련에 몰두했다고 했다. 그러는 사이에 시간이 지나고 상태가 호전이 되면서 자신의 기공 능력은 엄청나게 배가되었다고 했다.

"하늘의 이치는 뜬구름을 잡으라는 뜻이 아닙니다. 자기 인생을 파괴하거나 행복하게 하는 것은 오직 자신이라고 합니다. 하늘은 그것을 지켜봅니다. 우리는 감정의 동물이지만 나쁜 감정과 고통은 최소화시켜야지요. 슬픔은 반드시 극복해내어야 합니다. 잊으려고 해서는 안 됩니다. 생각의 깊이와 넓이를 고요히 하면 저절로 자기 내부의 감정을 바라보는 힘이 생기게 됩니다. 훨씬 넉넉해지지요. 지금 불안해하고 슬픔과 불행에 넋을 놓고 있는 이들에게 그들이 겪고 있는 불안과 슬픔을 조용히 떠나보내는 방법을 찾아야 합니다. 그것은 나의 처절한 경험에 비추어보면 자신의 현실을 정확하게 파악하고 불안과 슬픔을 품는 것입니다. 가슴이 좁으면 불안과 슬픔에 빠지고 가슴이 넓으면 넓을수록 그것들은 먼지처럼 작아집니다."

그는 기공에 대한 사회적 관심이 많아진 1990년대에 치유기공으로 각광을 받았다. 돈과 명성은 물론이거니와 주변의 거대한 인맥들이 찾아오고 하니 자만심이 생기고 거만함과 도도함이 생겼다. 어떤 병이든 다 고칠 수 있다는 자신감도 들었다. 그 당시 모든 사람을 보면 현재, 과거, 미래가 다 보였고 질병에 대한 치유 방법도 심안으로 환하게 드러났다고 한다. 하늘에서는 초능력뿐 아니라 예지능력까지 주었다. 그는 자신도 모르는 사이에 거만함과 도도함으로 가득 차 있었다. 수많은 이들이 문전성시를 이루었다. 자만심과 도도함은 결국 나쁜 기운으로 바뀌고 하늘은 밑바닥으로 그를 떨어뜨렸다.

원망하는 마음을 버리다

"하늘의 메시지는 돈이 다 떨어지고 힘없을 때 비로소 스스로 깨닫게 합니다. 하늘은 나의 능력을 일시에 거둬 가버렸습니다. 모든 것을 내려놓고 밑바닥에서 다시 시작하라는 음성이 들렸습니다. 정말 하늘은 보이지 않지만 얼마나 무서운지 그때 처음 알았습니다. 빈 껍데기만 남아 있는 내 모습이 보였지요. 완전하게 마음을 내려놓고 수행에 집중했을 때 하늘은 더 큰 능력을 주신다는 것을 깨달았습니다."

그는 아무 것도 아닌 무에서부터 다시 차근차근 새롭게 공부하여 수많은 고통과 모함, 아픔을 겪으면서 크게 성숙했다는 것을 느끼게 되었다. 그는 하늘은 빈틈이 없고 능력이 엄청나다고 했다. 수없는 담금질과 아픔을 견뎌내어야만 도법의 세계를 이룰 수 있다는 것이다,

그는 처음에 자신의 오만함을 미처 생각하지 않고 어찌 이리 혹독하게 시련과 아픔을 주는지 원망하는 마음도 있었다. 그때 하늘의 응답은 간단했다. 스스로 마음을 내려놓고 수없는 시험을 통과해야 한다고 했다. 보통 칼은 서너 번만 담금질을 하지만 명검은 수없이 많은 담금질로 거듭나서 절대 갈라지거나 부서지지 않는다. 그 통과 과정은 목숨을 거는 일이었다. 그는 그 과정을 통과해서 마침내 미륵의 세계를 구현하고 도법을 수행하는 것을 근간으로 하는 도교사원을 건립할 수 있었다.

"모든 것을 내려놓지 않을 수가 없습니다. 갑자기 힘이 완전

히 빠지고 뼈가 울려대는 고통이 찾아왔습니다. 잠도 재우지 않았지요. 오직 앉아서 명상에 명상을 거듭하도록 했습니다. 외적으로는 모함을 해서 손해를 크게 입었습니다. 하늘은 모든 것을 손상시키고 더 밑바닥까지 추락하도록 하여 진정한 하심을 깨닫게 하셨습니다. 완전히 바닥을 치니까 하심을 하지 않을 수가 없었습니다. 그때 이런 생각이 들었습니다. 사는 일이 오래 쓴 낡은 모자만도 못하다고. 이런 자세로 무슨 중생을 구제하겠는가 싶어서 슬픈 마음도 많았습니다."

그는 마음을 내려놓고 백불기공을 완성하고 오직 때를 기다렸다. 따스한 봄날이 찾아와 싹이 트는 날을 기다렸다. 그는 산에 있는 모든 식물들은 위대한 스승이라고 했다. 식물들은 오직 하늘을 바라보며 비가 올 때까지 오직 인내로 기다리기 때문이다. 그래서 마침내 다시 꽃을 피우고 씨앗을 맺는 것이 바로 시련을 극복하고 살아남는 자의 행복인 것이다.

행복의 씨앗

씨앗을 안 뿌리고 열매를 거둘 수는 없는 일이다.

하늘에 대한 기도는 바로 복록의 씨앗을 뿌리는 일이다. 그리고 그 씨앗이 잘 자랄 수 있도록 해야 한다. 지혜로운 자와 그렇지 못한 자의 차이는 아주 근소하다. 길을 가다가 돌부리에 자빠졌다면 어리석은 자는 돌부리를 탓하지만 지혜로운 자는 왜 돌부리에 넘어졌는지를 살펴서 두 번 다시 그런 일이 없도록 노력한다.

"우리는 누구나 '복의 씨앗'을 가지고 있습니다. 동정과 연민은 하기 쉽습니다. 우리 가슴 속에는 동정과 연민의 씨앗이 무수히 들어 있습니다. 우리는 남의 고통을 이해하고 도움을 주고자 하는 마음의 씨앗이 있지요. 말 한 마디가 천 냥 빚을 갚지만 그 빚을 갚으려면 말보다 그런 말을 하게 되는 이면에 있는 진심이 있어야 하지 않겠습니까? 하늘은 이런 마음의 변화를 다 기록하고 있습니다. 거짓된 마음은 다른 사람이 알기 전에 먼저 자신이 알고, 그런 태도가 거듭될수록 점점 자기 존재 자체도 허위로 파묻히고 맙니다. 진정으로 염려하고 위로하고자 하는 마음은 힘들어하는 사람에게 용기를 주고 자신이 살아있다는 의미를 더 아름답게 만듭니다."

그는 진심에서 비롯되어야 하늘의 기운을 받을 수 있다고 했다. 진심은 곧 미래에 대한 준비이다. 그리고 그런 태도는 어떤 경우에도 남을 함부로 비난하지도 않게 한다. 타인의 불행과 자신을 비교하면서 그런 불행에 빠지지 않았다고 안심을 하게 하지도 않는다. 남과 비교하는 태도야말로 우주의 이치에 가장 위반된다고 한다. 빈말로 다른 사람의 관심을 얻으려고 해서도 안 된다. 그것은 거짓말이고, 작은 거짓말은 점점 더 큰 거짓말을 불러오게 되고 마침내는 자기 자신마저 잃어버리는 단계로 나아간다. 자신도 모르는 사이에 몸과 마음이 녹슬게 되는 것이다.

"우리는 끝없이 자신을 자랑하는 사람을 흔히 볼 수 있습니다. 내 자신도 백불기공의 완성도가 높아질수록 교만하고 자랑하는 마음이 있었습니다. 그런 자랑의 이면에는 남과 비교해서 우월하다는 심리가 깔려 있고 남을 깔보는 마음이 들어 있습니다. 자신은 원하지 않지만 남들의 불행을 즐기는 심리도 자라게 됩니다. 그것은 어떤 자랑도 아니지요. 남과 비교하거나 남을 비난하고 무시함으로써 얻는 자랑은 자랑이 아니고 그렇게 해서 얻은 재물은 한 순간에 없어지고 맙니다. 나 역시 그랬습니다."

그는 자신이 경험했던 실패와 불행에 대해 말했다. 수행 과정에서 오는 길고 고통스러운 시간은 죽음과 같았다고 했다.

"누구나 실패하고 불운을 맛볼 수 있습니다. 살아나가다 보면 무엇이 정답인가 하고 질문하기도 하고 그 답을 찾아 오랜 고통의 시간을 보내기도 합니다. 경험을 통해서 배우고 자신을 강하게 하는 과정 속에 정답이 언제나 기다리고 있음을 잊어서는 안 됩니다. 경험보다 앞선 스승은 없지요. 그리고 언제나 반대하는 사람들의 말에 귀를 기울여야 합니다. 그 의견을 통해서 자신의 판단이나 태도를 다시 한 번 돌아볼 수 있기 때문입니다. 단번에 최고가 될 수는 없습니다. 수많은 과정과 실패를 되풀이하면서 자신을 성장시키는 어느 순간에 행복이 비로소 찾아옵니다.”

자신에게 진실을 말하다

그는 생의 기로에 선 적이 있었을 때 자신의 잘못이 무엇이며 시련을 주는 하늘의 의미는 무엇이었가를 알기 위해 어둠의 바닥에서 자신을 살피고 하늘의 뜻을 물었다.

간절히 원하는 것을 얻게 되면 정말 행복해질까?
그렇게 행복해진다면 그 시간은 얼마나 오래 갈까?

“우리가 원하는 것을 모두 가진다 해도 더 큰 만족을 위해서 행복한 시간을 보내지 못하지 않습니까? 누구도 흉내내지 못하고 따라오지도 못하는 치유기공 능력자의 자리에 올랐지만 행복하지 못했습니다. 행복의 시간들이 얼마나 오래 갈지 몰라 오히려 불안해했습니다. 그제서야 꿈꾸는 행복은 현실 속에서 환상에 불과하다는 것을 알았습니다. 현실에서는 돈과 건강, 행복 이 세 가지가 동시에 다 찾아오지는 않는다는 것을. 그 때 내가 할 수 있는 일은 먼저 자신이 걸어왔던 길을 깊이 살펴보았습니다. 그리하여 과거를 후회하거나 미래에 두려움을 가지지 않게 되었습니다. 그 시간을 통해서 무엇보다 자기 자신에게 먼저 진실을 말해야 했습니다. 그것은 바로 하늘의 이법에 자신이 얼마나 충실했는지를 밝히는 시간이었습니다. 자신에게 진실을 말해야만 지금의 현실에 대해서 분명히 알 수 있는 기회가 주어지고 언제나 진실은 새로운 방향을 제시해 줍니다."

그는 인생은 자신을 기다려주지 않을 뿐 아니라 하늘의 이법도 자신을 기다려주지 않는다는 것을 알았다. 오직 하늘의 도법을 수행하면서 그 길을 성실하게 걸어가면 된다고 그는 다짐했다. 죽음도 두려워하지 않았다. 죽음 이후에도 영혼은 언제나 존재하므로 지금 스스로의 영혼을 최상으로 가꾸는 노력만이 필요했다.

"그제서야 알게 되었습니다. 내가 행복해지기 위해서는 다른 사람을 행복하게 해주는 데서 출발한다는 것을. 다른 사람을 즐겁게 해주면 동시에 그것은 자신을 즐겁게 합니다. 행복의 출발은 질병으로 고통 받고 있는 사람들에게 교만한 마음을 버리고 완전한 치유를 해주는 일이라는 것을. 내가 얼마나 안목이 부족하고 배려가 없었는지 알게 되었지요. 그 전에는 오직 능력만이 최고라고 알고 있었습니다."

용기가 기적이다

돈과 건강은 비례한다. 건강한 몸을 가져야만 건강한 돈의 기운을 받는다. 많은 사람들이 소망을 이루기 위해 기도하지만 제대로 된 기도의 방법을 몰라 승부를 보지 못하는 경우가 많다. 자신이 마음을 비우고 낮춰야 하는데 오직 자신의 소원에만 사로잡혀 다른 사람들을 배려하지 않으니 무거운 업력의 짐을 내려놓지 못한다. 그들의 기도는 돈을 잘 벌고 건강하며 승진하고 아들 딸 잘 되게 해달라는 등 요구가 너무 많다. 한 가지도 이루기 힘든데 욕심이 많아서 너무 많은 것을 받으려고 하니 어려운 일이다. 이것저것 다 이루어달라고 기도하면 언제 그것이 이루어지겠는가.

"하늘은 열심히 하는 자를 돕는다고 합니다. 자신의 일에 최선을 다했을 때 보상을 받습니다. 열심히 일하는데도 부도가 나고 경제적으로 쪼들린다고 하소연하는 이들도 있습니다. 복을 지으려면 먼저 보이는 세계와 보이지 않는 세계의 공존성을 알아야 합니다."

땅을 파서 씨앗을 뿌린다 하자. 흙으로 덮으면 어떤 씨앗을 심었는지 모른다. 그것이 촉이 나야 그 씨앗의 본성을 안다. 그게 자라서 꽃을 피우고 열매를 맺어야 수확을 거둔다. 심지도 않고 복을 받겠다는 것은 도적의 마음이나 마찬가지다. 좋은 복록의 씨앗을 여기저기 뿌려두면 건강하고 행복하게 살 수 있는 길이 열린다.

자신이 가장 큰 적이다

그는 도법을 수행하면서 오직 과거의 영광을 추억하고 현실의 고통과 절망에 위축되는 자신만이 자신의 진정한 경쟁상대였다고 말했다.

"인생 무대는 진실한 연기만이 오래 가지 않겠습니까. 몸 속에 들어 있는 온갖 걱정과 근심, 욕망을 버리는 일의 출발은 진실한 태도입니다. 그 태도가 어떠냐에 따라 행복이 결정됩니다. 그리고 어둠이 있어야 찬란한 행복도 있습니다. 행복만이 있거나 슬픔만이 있는 곳은 없습니다. 비바람이 몰아친 다음 떠오르는 찬란한 태양이 아름답습니다. 그 태양을 가슴에 품고 때가 되어 떠오를 때까지 기다려야 합니다. 그때까지 인내를 가져야 합니다. 견디는 사람도, 모든 문제를 해결할 수 있는 사람도 바로 자신입니다. 열쇠는 바로 진실함입니다. 진실함으로 문제를 해결하려고 할 때 새로운 생각이 일어납니다. 진실함에서 비롯되는 새로운 생각에 대한 경쟁상대는 자신밖에 없습니다. 백불기공 역시 그와 같습니다. 오직 경쟁상대는 내 자신이었습니다. 필요한 것은 자신에게 직면하는 용기였습니다."

그는 용기는 행동으로 옮겨야 비로소 열매를 맺는다고 했다. 마음 속으로만 남을 도우려고 해서는 아무런 의미가 없다. 그런 생각을 누구나 가지고 있다. 그 마음의 결심을 행동하게 하는 것은 용기이고 그것이 기적을 만들어 낸다고 했다.

"용기가 기적이었습니다. 용기가 사라지면 행복도 기회도 사라지고 돈도 따라오지 않습니다. 끊임없는 수행 과정도 용기가 아니면 견디어낼 수 없었습니다. 그제서야 나의 잘못과 실패도 소중한 재산임을 알았습니다. 그러자 나를 모함한 이들에 대한 원망하는 마음이 사라졌습니다. 하늘은 내게 고통을 통해서 용서의 씨앗을 주었습니다. 그러자 비로소 기공의 능력들이 온 몸에서 새롭게 솟구치기 시작했습니다. 나는 잘못한 게 없는데 하늘을 원망하고 운이 나빴다고만 생각했지요. 원망하는 마음도 많았고 괴로운 시간들로 힘들었는데 오히려 삶의 의미를 발견하는 기회를 받았습니다. 지금까지의 경험과 시간이 바로 재산이고 어떤 사람들의 평가에도 속이 상할 필요가 없었습니다. 잘 나가다가 내려앉으니 그것을 다른 사람들이 어떻게 생각할 것인가 하는 염려도 없었습니다."

그는 행복하든 불행하든 여전히 별은 빛나고 꽃은 피며 강물 또한 흐른다는 것을 새삼스럽게 느꼈다.

"일단 세상에 태어난 이상 모든 것은 본디 왔던 곳으로 돌아갑니다. 수명이 아무리 길다 할지라도 반드시 다하는 때가 있지요. 모아진 것은 반드시 흩어지고 젊음은 오래 지속되지 않습니다. 그러니까 영원한 즐거움이 없음을 알 때 비로소 생성과 소멸의 법칙을 받아들이게 되고 그때 진정한 행복이 시작됩니다."

그게 행복의 근원이었다. 그리고 그것들은 언제나 드넓은 우주 안에서 일어나고 있었다. 그는 좌절과 추락의 밑바닥에서 반드시 멋진 일이 기다리고 있다고 생각했다. 행복한 마음의 시작이 비로소 출발했다. 그 행복은 스스로의 선택이었다.

"마음을 확 펴니 행복한 풍경이 비로소 그 비밀의 가면을 벗고 모습을 보여주었다고나 할까요. 우리 모두는 세상에서 다 중요한 존재입니다. 그러므로 각자 쓰일 자리가 다 있는 법이 아니겠습니까? 나는 나의 자리에 서서 그 길을 완성하는 것만이 인생의 목표였음을 다시 한 번 확인했습니다. 교만해서 그것을 잊었다는 것도 알았습니다."

봄이 어디서 오고 꽃이 어디서 피는지 산 너머 찾아 헤매다가 집에 돌아오니 꽃이 피어 있다는 말처럼 행복을 찾아 멀리 떠날 필요는 없다. 행복은 아주 가까운 곁에 있다. 우리는 흔히들 아주 먼 곳을 찾아 여행을 가기도 하고 멋진 풍경을 보기 위해 지나치게 많은 시간을 허비한다. 굳이 그럴 필요는 없다. 그 순간은 언제나 너무 짧기 때문이다.

4부

어디로 와서 어디로 가는가

행복은 언제 찾아오는가?

성공의 기준

병든 영혼을 위한 도법

치유기공의 사례

어디로 와서 어디로 가는가?

행복은 언제 찾아오는가?

그는 말과 실천이 함께 할 때 비로소 행복이 찾아온다는 것을 하늘의 시련을 겪으면서 알았다. 자신이 없고 자신이 실천할 수 없는 말을 해서는 안 된다는 것이다. 실천과 말이 함께 하면 아무리 힘든 현실 속에 있다 해도 당장 행복할 수 있다고 한다.

"그것은 행복이 곁에서 기다리고 있다는 것과 같습니다. 행복은 우주 멀리서 찾아오지 않지요. 아주 작은 말이라도 직접 실천하면 행복은 더 많은 친구들을 데리고 왔습니다. 돈이 있으면 편안히 살 수 있지만 그것이 병을 막을 수도 없고 늙음 역시 잡을 수도 없습니다. 결국에는 찾아오는 죽음을 받아들이지 않을 어떤 방법도 없습니다. 그게 우주의 이치입니다. 그러니 실패와 고난으로 이어진다 해도 걱정할 필요가 없습니다. 진정한 평화로움은 고난을 품어 안을 때 이루어지더군요. 행복은 어떤 특별한 이유가 없습니다. 돈이 많고 지위가 높고 권력이 있어야 그게 궁극적으로 행복한 것은 아니라는 것을 우리는 알고 있지 않습니까. 마음이 평화로움으로 충만할 때 행복해지지요. 그러니까 내게는 자신을 변화시키고 새로워질 수 있을 때 행복이 찾아왔습니다. 현실은 더없이 힘들었지만 긴 겨울이 지나야 나무가 새싹을 내밀고 꽃이 피고 여름의 뜨거운 햇빛과 태풍을 통과한 다음 비로소 열매가 열립니다. 나무와 풀들이 우리에게 진정한 행복과 성공이 어떤 과정을 거쳐서 이루어주는지를 늘 보여주고 있는데도 미처 몰랐지요. 꽃이 지지 않고서는 열매를 맺을 수 없다는 것도 몰랐습니다."

그는 기의 세계에서 치유기공 능력자로 승승장구하면서 행복하다고 생각했다. 그러나 실패가 없는 성공은 재앙에 불과했다. 그는 좌절하면서도 결코 포기하지 않고 용기를 잃지 않을 때 비로소 행복도 동행한다는 사실을 뼈저리게 알았다.

"우리는 이 지구에 오래 살지 못합니다. 길어야 백 년이고 그 다음에 우리의 영혼은 하늘로 돌아갑니다. 그러나 우리는 그 사실을 잊고 삽니다. 이 자리가 영원한 줄을 압니다. 젊은 사람들에게 아무리 말해도 자신이 늙게 된다는 것을 모르는 것처럼 말입니다. 우리는 꽃잎을 보면서 아름다움을 느끼지만 꽃이 우리에게 어떤 것도 요구하지 않는다는 사실을 잊고 삽니다. 산의 나무들은 비가 올 때까지 기다리면서 맑은 공기를 쉼 없이 품어냅니다. 그것은 바로 종교의 이치이기도 합니다. 선량함과 정의로움, 그리고 자비로움을 살아 있게 하는 것, 그것이 종교이고 그런 과정이 쌓이고 쌓여서 영원함에 이르는데 지금 현실은 그렇지 못합니다. 행복이 찾아오지 않고 그 씨앗도 싹트지를 못합니다."

실패 없는 성공은 재앙이다

그는 행복의 씨앗은 첫째 무엇보다 약한 자를 잊지 않는 마음이라고 했다. 그런 일들이 모여서 행복한 삶의 씨앗이 된다는 것이다. 산해진미도 날마다 먹으면 질리는 것처럼 무엇이든지 너무 많이 먹고 많이 갖고 있으면 진정한 행복을 알 수가 없다. 그것은 탐욕에 불과하고 이기적인 인격이 되고 만다. 약한 자를 잊지 않는 마음의 씨앗들은 단순히 지상에서만 머물지 않는다. 우주 끝까지 날아가서 다음 생의 뿌리를 내린다. 다음 생의 뿌리는 선량한 마음에 따라 결정이 된다. 바로 그 과정에서 하늘의 응답이 반드시 있다는 것이다.

"우리는 언제나 불운과 행운으로 만들어진 인생 선박에 올라타고 있습니다. 때로는 불운하기도 하고 때로는 행운이 찾아오기도 합니다. 이 순간들은 우주의 시간에 비추면 숨 한 번 들이쉬고 내쉬는 시간도 되지 않습니다. 불운해서 그것을 탓하고 비탄에 빠지면 그 시간은 길지만 불운함과 고통이 자신에게 강인함을 주는 하늘의 선물이라고 받아들이는 이에게 불운은 어느 새 떠나고 맙니다. 그것이 행복의 시작이고 새로운 인생의 막을 여는 아름다운 시작입니다."

그는 불운을 두려워할 필요는 없다고 했다. 불운했다면 이는 가까운 곳에 행운이 기다리고 있다는 신호이다. 그들은 서로 가까이 있다. 실수도 두려워할 필요가 없다. 실수했다고 실망하거나 화를 낼 필요는 없다. 실수했다는 것을 아는 순간 우리의 시선은 넓어지고 생각은 그 전보다 더 깊어지기 때문이다. 자신이 가지고 있는 사회적 지위에 매달리면 언젠가 지위가 사라지면 자신도 없어지는 것 같은 고통을 느끼고 상실감에 방향을 잃는다. 지위는 지위일 뿐이며 그 지위는 늘 변하는 것이다.

자리에 연연해하지 말아야 한다. 무엇이든 영원히 지속되는 것은 없는 법이다. 오직 그 와중에서도 선량함을 잊어서는 안 된다. 지식은 가르칠 수 있고 전해줄 수도 있지만 지혜는 홀로 배우는 것이다. 고난 중에 명심해야 할 것은 자신이 힘들다고 해서 절대 다른 사람을 다치게 해서는 안 된다. 불운한 시간이 오면 그것을 벗어나기 위해 안간힘을 다한다. 그런 과정 중에 상처가 되는 행동이나 말을 하면 그것은 시간이 지났다고 해서 결코 사라지지 않고 결국은 자신에게 돌아온다.

약한 자를 잊지 않는 태도를 가져라

"우리는 돈이 많지 않고 권력이 없어도 얼마든지 기뻐하고, 누군가를 도울 수 있고 행복하게 만들 수 있습니다. 누구든지 성공하고자 하는 욕망은 다른 사람을 다치게 하기 쉽습니다. 행복은 욕망을 절제하는 데서 비롯됩니다. 타인에게 상처를 주는 욕망을 비록 충족했다 할지라도 결국은 불행을 자초하기 쉽습니다. 그래서 진심을 품고 있으면 하늘이 이를 알아줍니다. 진심은 내면에서 울려나오는 소리입니다. 그 소리에 귀를 기울이면 우주의 소리를 들을 수 있습니다. 그것은 말로 표현할 수는 없습니다. 다만 느끼고 경험한 사람만이 압니다. 그런 시간은 바로 자신이 실수와 약점투성이였음을 알게 하고 그래서 어리석은 행동을 한 자신을 용서하고 동시에 타인에게 피해를 입혔다면 용서를 빌어야 하는 행동을 실천해야 합니다."

그는 말했다. 행복은 소박한 생각의 자리에 있다고. 자신만의 성공과 욕망에는 행복이 없다는 것이다. 우리가 얼마나 자비와 관용, 사랑을 가지고 다른 사람을 배려했는가에 따라 행복이 만들어진다고 했다.

"우주의 별들도 혼자서 빛나지 않지요. 저들은 각각 한 개의 별이지만 알 수 없는 어떤 중력의 힘에 의해 서로 거리를 유지하면서도 은하계의 한 구성원으로 빛납니다. 자신도 혼자가 아니라 서로 바라보고 있기 때문에 마음에 선량함을 품고 있으면 그것은 별처럼 빛이 나서 다른 모든 이들이 자신을 아름다운 사람으로 바라보게 됩니다."

그는 모든 종교가 자비와 사랑, 관용과 형제애를 가르치고 있지만 사람들은 종교가 서로 다르다는 이유로 쉼 없이 싸우는 이치가 무엇이겠는가 하고 반문했다. 하늘의 도법은 하나로 모이는데 사람들이 이를 모르고 서로 갈등을 일으킨다.

종교를 믿는다는 것은 자랑하기 위함이 아니다. 종교를 믿는다는 것은 그 종교를 통해 자신의 생각과 몸가짐, 태도를 바르게 해야 함에도 그런 것에는 아예 신경을 쓰지 않는다. 그것은 결국 종교를 이용하는 태도이고, 거대한 종교집단은 동시에 그 세력을 이용해 영역을 넓히니 끝없는 충돌이 일어난다. 서로 조화가 일어나지 않는다는 것이다.

"세상의 모든 싸움을 보면 서로 조화로움이 없기 때문입니다. 하늘의 이법은 이렇습니다. 세상 만물이 생겼다가 없어지기를 되풀이하고 슬픔과 기쁨도 끝없이 되풀이됩니다. 지금 당장이라도 우리의 어떤 행동이 영원히 지상에서 마지막이 될 수 있는 순간을 인정하지 않을 수가 없는 게 현실입니다. 눈 앞 일을 알 수 없으니까요. 그렇다면 지금 우리가 해야 할 일은 무엇이겠습니까? 더없이 생성과 소멸을 되풀이하고 있는 무상한 세계 앞에 말입니다. 아무도 마지막 순간이 온다고 알려주지도 않습니다."

안 보이는 뿌리가 싹을 내민다

그는 종교가 추구하는 세상의 구원이 현실에서는 일어나지 않는 이유를 말했다. 그것은 성령이 없기 때문이고, 종교를 믿는 이들에게 깊은 경험이 없기 때문이라고 한다. 그 깊은 경험은 모든 것을 끌어안는 바다와 같다. 모든 강물과 빗물이 모여서 이루어진 바다는 각각의 물길에 어느 강에서 왔는지를 묻지 않는다. 그러므로 종교가 서로 다른 사람들도 이처럼 바다와 같은 자세를 지녀야 한다. 물은 낮은 곳으로 흐르고 모든 물이 그곳에서 다 모이는 것처럼 사람도 최대한 자신을 낮추어야 경청을 할 수 있고 조화를 이룬다. 하늘의 기운은 바다와 같다.

자신을 낮추고 공존해야 한다.

"보이는 세계와 보이지 않는 세계는 공존해야 합니다. 자신과 서로 다른 이념이 서로 인정하는 세상이 와야 합니다. 바다와 같은 자세는 스스로 자신을 낮추고 귀를 기울이는 자세이고, 그 자세는 인내와 근기가 있어야 할 수 있습니다. 풀도 겨울이 오면 최소한의 뿌리만 남기고 다 죽이지요. 보이는 세계를 버릴 줄도 알아야 합니다. 그러나 안 보이는 뿌리들이 끊임없이 노력을 하고 준비하다가 봄이 오면 싹을 내밉니다. 그게 조화로움입니다."

그는 살아 있는 모든 것은 물과 흙, 불, 바람으로 이루어진 존재라는 사실을 인정하면 더 넓고 깊은 눈을 가진다고 말했다. 집착이나 미움도 결국은 이런 모습으로 사라진다. 악이 선보다 강하다고 하지만 그런 것들은 언제나 일시적일 뿐이다. 다만 너그러운 마음으로 진실하고 정직하며 말한 바를 실천할 때 조화로움이 찾아온다는 것이다.

성공의 기준
— 사람의 마음을 얻는 것

"사람의 마음은 음식보다 더 빨리 쉬어버립니다."

그는 이 한 마디로 자신이 현실에서 겪었던 수많은 심정을 드러냈다. 그는 함께 일하던 직원들이 그와 함께 생사고락을 해준 데 대해 고마움을 잊지 못했다. 그들에게 1년 넘게 월급을 주지 못했지만 그들은 같은 마음 하나로 어려움을 견디어 주었다. 그때 자신은 비로소 성공의 첫 발자국을 떼었다는 것을 알았다. 그들의 마음을 얻지 않았으면 있을 수가 없는 일이었다.

경제적으로 힘들면 주위의 사람들은 다 도망간다. 진정한 내공은 그때 알 수 있다. 어떤 고통도 온 몸으로 안고 스스로 표시내지 않을 때 마음 안에 있는 기운과 하늘의 기운이 조화를 이루면서 자신을 크게 돕는다.

“세상에서 가장 힘드는 일이 사람의 마음을 얻는 것입니다. 나는 하늘의 기운을 받아 수없이 많은 병을 치료해 왔습니다. 그것은 내게는 일상적인 것이었으며 특별한 것이 아니었습니다. 그러나 인생에서 최악의 순간이 찾아왔을 때 비로소 사람의 마음을 얻는다는 것이 최고의 행복이며 진정한 성공의 기초라는 것을 알게 되었습니다.”

그는 누구나 살면서 위기는 찾아오고 그 위기를 넘어서는 순간 좋은 인연이 찾아오게 되어 있지만 그 전에 반드시 사람의 마음을 얻어야 한다고 강조했다.

“백두산 정상을 오르는 길에 태풍으로 수많은 나무들이 쓰러져 죽어 있었습니다. 그런데 나무 두 그루가 다시 뿌리를 내리고 살아 있는 것을 보았습니다. 그 모습이 하도 기이해서 나무에게 물어보았습니다. 어찌 여기에 수많은 나무들이 다 쓰러져 죽었는데 너희 둘은 살아남았는가? 그때 두 나무는 살기 위해 하늘을 향하여 끊임없이 노력을 했다고 했습니다. 그래서 완전히 쓰러지지 않고 뿌리를 다시 땅으로 뻗어 살아났다고 했습니다. 때로 불가항력적으로 쓰러지기도 하지만 살려는 의지와 근기만이 나무를 살릴 수 있는 것이고 그 의지와 근기가 약한 목숨은 다 죽고 만다는 것을 나무가 보여주었습니다. 나무는 하늘의 마음을 얻어서 새로운 생명을 가지게 된 것입니다."

도교사원의 세 가지 원칙

그는 영혼을 제도하는 일도 그와 같다고 했다. 그들의 맺힌 원망을 들어주고 풀어주어 그들의 신뢰를 얻어야 한다고 한다. 때로 강력한 기공으로 그들을 퇴치할 때조차도 그들에 대한 위로와 연민의 마음을 기본적으로 가져야 한다고 했다.

"다시 말하지만 기도를 하고 팥을 던지고 십자가를 들이댄다고 원혼에 맺힌 영가들이 절대 물러서지 않습니다. 저들도 한때는 인간의 모습이었습니다. 그리고 갑작스럽게 죽음을 맞이해서 갈 길을 잃고 사람의 몸에 달라붙어 있으니 천도의식을 거행할 때 특별한 영능이 있지 않으면 아무 소용이 없습니다. 그러나 동시에 구천을 떠돌고 있는 영혼들에 대한 경건한 마음이 있어야 근원적인 천도가 될 수가 있습니다. 영혼들의 마음을 얻어야 하는 거지요. 그리고 몸에 달라붙은 영혼들을 퇴치하지 못하면 돈을 주고 낫지 않으니 당장 사기꾼이라고 할 것인데 병든 사람의 마음을 어찌 얻을 수 있겠습니까? 백불기공의 능력과 실천으로 그들의 마음을 얻지 않으면 있을 수가 없는 일입니다."

그는 매주 한 번씩. 영혼천도 의식을 한다. 이러한 일에는 돈과 업식이 함께 들어온다. 빙의가 된 영혼의 정확한 기원을 찾아내어야 하기 때문에 매주 한 번씩 하는 것도 벅차다. 영혼의 괴롭힘을 받아 정신병원은 물론 사찰과 수많은 기도처 등을 찾아 헤매다 오는 이들이나 가족들의 요청을 다 받아들일 수 없으니 안타까운 심정이라고 한다. 그는 도교사원이 완성되면 더 많은 수행자들과 빙의된 몸으로 고통 받고 있는 이들에게 많은 도움을 줄 것을 기대하고 있다.

그는 도교사원을 설립하면서 세 가지 원칙을 만들었다.

첫째 하늘의 진리를 실천하고 그것을 정신적으로 발전시켜야 한다.

둘째, 수행하는 굽힐 줄 모르는 의지의 숭고함과 위대함을 갖추도록 정진해야 한다.

셋째, 자연의 이치를 소중히 하는 말과 행동으로 수행해야 한다.

그에게 도법 수행은 참나와 깨달음, 견성에서 내적인 완성과 동적인 광활한 우주의 기운들을 조화시켜서 세상을 밝게 하는 것이다. 그러나 많은 이들이 도를 닦는 자들에게 욕을 하는 이유는 능력도 되지 않으면서 과대포장하기 때문이다. 그는 형식에 얽매이지 않고 병으로 고통 받는 이들이 가장 필요한 부분들을 실제 눈으로 보여주고 바로 해결하는 방법이 가장 현실적이라고 한다.

"인연이 있는 사람들과 서로 만나지 않겠습니까? 구구절절 설명할 필요는 없지요. 눈으로 보이지 않는 세계를 도법으로 눈으로 보고 듣도록 해주는데 무슨 다른 말이 필요하겠습니까? 산 중의 바위도 다 인연이 있는 법입니다. 산의 수많은 바위 가운데 석공과의 인연이 있는 바위는 자기 몸이 떨어져나가는 아픔을 겪지만 불상으로 거듭나서 많은 이들의 경배를 받게 됩니다. 그것은 석공의 마음과 돌의 불성이 서로 인연이 닿았기 때문입니다. 서로가 서로의 마음을 얻는 인연이 있어서 그렇습니다. 돌이 불상으로 거듭나기 위해서는 끊임없는 고통과 아픔, 인내를 뛰어넘는 것, 그게 바로 도법의 경지입니다."

그는 사람의 마음을 얻을 때 돈과 행복, 건강도 찾아온다고 했다.

그것은 보이는 세계의 존재와 보이지 않는 세계의 존재가 조화를 이룰 때 큰 행운이 찾아온다는 것과 같은 뜻이다. 기도의 진정한 의미도 보이지 않는 신의 마음을 얻는 일이다. 그것은 하늘의 좋은 기운을 받는 것이다. 그러나 그 기운이 아무리 넓고 맑다 해도 담을 그릇이 작거나 없으면 아무 소용이 없다. 그래서 사람의 마음을 얻는 공부는 자신의 그릇을 넓히는 공부이기도 하다. 그릇을 키우게 하는 원동력은 아픔 없이는 이룰 수 없으므로 살면서 아픔을 피하거나 두려워하지 말아야 한다.

병든 영혼을 위한 도법

흔히들 '마음이 병들었다'는 말을 자주 듣게 된다. 이는 바로 생각이 병들었다는 것이다. 일상적인 행동이 자꾸 빗나가고 스트레스에 시달린다. 그럴 때 자신의 고집을 우기는 사람도 있고 자신을 수정해서 자신의 생각도 수정하기도 한다. 그런데 자기의 생각에만 빠져서 자기의 몸이 이끌려 다니면 몸의 기능마저 상실되어 그것이 심화되면 병이 찾아온다. 마음이 아프고 괴로우면 의식이 아프고 괴롭다. 이런 괴로움은 잘못된 생각,

아집, 교만일 수도 있지만 문제는 자신의 몸 속에 다른 영혼이 달라붙어 자신이 전혀 통제하지 못하는 경우다. 영혼들이 몸을 차지하고 앉아서 정신을 점령하고 그 영역을 넓히면 정상적인 활동도 하지 못하거니와 장부의 기능도 극히 나빠진다.

몸에 영혼이 달라붙어 일으키는 흔한 병들은 우울증이나 조울증, 정신분열, 틱장애, 다중인격, 자폐증 등이 있다. 특히 자폐증은 어릴 때 치유하지 않으면 굳어져 버리기 때문에 치료시기를 놓치지 않아야 한다. 그리고 암은 거의 마지막에 찾아와 피폐된 상태인 경우가 많다.

이러한 질병들에 대해 그는 병의 원인을 제거하고 몸의 상태를 기공으로 강하게 하면 회복되는 데 아무 어려움이 없다고 했다.

하늘의 도법은 걸림이 없다

"모든 생명체는 영혼과 육신으로 되어 있습니다. 육신은 의식주에 물들어 있지만 영혼에는 전생의 기억이 새겨져 있고 우주 안에 존재하는 근원적인 의식이 들어 있습니다. 그래서 우리는 삶에 대한 근본적인 질문을 하게 됩니다. 그런데 이 영혼이 병들면 몸이 병들게 되고 그 원인을 찾아서 치유하지 않으면 병은 낫지를 않습니다. 약물과 수술로 치유되지 않는 질병들 가운데 육신에 다른 영혼이 빙의되어 문제를 일으켜서 일어나는 경우가 적지 않습니다. 그래서 빙의된 영혼을 제도하는 능력이 없으면 병은 치유가 되지 않습니다."

그는 하늘의 도법에는 그 어디에도 걸림이 없다고 말했다. 30여 년을 이 일을 하면서 한 번도 삿된 길을 가지 않았기 때문에 조금도 두려움이 없다는 것이다.

"사람들은 도력과 원력에 대한 것들이 눈에 보이지 않으니 좀처럼 믿지 않습니다. 그들에게 하늘의 이법이 보일 리가 없습니다. 하늘의 이법은 나의 몸에 빛처럼 찾아와 아픈 자에게로 옮겨갑니다. 왜 나에게만 이런 능력이 있겠습니까? 나는 어떤 두려움도 없습니다. 왜냐하면 하늘의 이법을 수행하면서 직접 체험하고 그 시련을 극복했기 때문입니다. 능력을 받은 대로 그 길을 가면 됩니다. 배고픔을 직접 겪은 사람과 말로만 이해하는 사람은 하늘과 땅의 차이보다 더 큽니다. 도력을 갖춘다는 것은 엄청난 경험과 고통, 아픔을 겪으면서 이루어집니다. 그리고 결과는 내가 판단하는 것이 아니라 상대가 판단합니다. 결론은 간단하지요. 빙의로 고통 받는 병을 낫게 하는 것입니다. 찾아오는 이들은 많지만 일이 밀려 있어 일 년 정도를 기다려야 하니 안타깝지만 그것 또한 그들의 업력이고 인연일 수밖에 없지요."

의외로 빙의에 따른 질병으로 고통을 받고 있는 이들이 정말 많다. 이들 당사자나 가족들은 쉬쉬하기 때문에 잘 드러나지 않을 뿐이다. 영혼을 제도하고 치유기공을 가진 영통력의 소유자가 드무니 소문을 듣고 여러 곳을 전전하면서 시간과 돈을 낭비하곤 한다.

"하늘의 도법을 알지 않고서는 영통을 가질 수 없고 영혼을 제도할 수 없습니다. 그리고 하늘의 소리를 듣고 그 말씀을 실천해야 합니다. 하늘의 소리는 알 듯 모를 듯한 선문답이 아닙니다. 어린아이도 알아들을 수 있는 게 하늘의 소리입니다. 간결하고 쉽습니다. 일자무식이든 배운 이든 바로 무릎을 치고 말귀를 듣고 감동을 하는 게 하늘의 소리입니다. 치유기공은 바로 여기에서 출발합니다. 치유기공은 빛으로 와서 직접 보여주는 실천입니다."

그는 하늘의 문이 일 년에 네 번 열린다고 했다. 부처님 오신 달과 음력 칠월 보름, 음력 9월 9일, 그리고 동짓날이다. 그 외 특별한 날도 있다. 하늘의 법을 열어서 천신의 입회 아래 영혼들이 들어가는 문을 연다. 천도의 기본 구성은 아픈 사람과의 상관관계, 실제 나이, 원하는 것, 그 이유, 산 자에게 전달하고자 하는 것, 성별을 상세히 알아서 이를 제도하는 것이다. 천도하는 영혼에 대해 구체적인 정보가 있어야 한다. 스파이를 잡았다면 이름이 무엇이며 왜 그런 행위를 하는지를 알아내는 것처럼 도법도 영혼에 대한 출신과 원망을 다 파악해 내어야 비로소 인간 세상에 대한 미련을 버리고 천계로 갈 수 있게 도와준다. 영혼을 천도하는 문제는 영혼에 빙의되어 질병을 일으키고 있는 당사자의 육신을 통해 바로 대화하므로 그 진실이 다 드러난다. 진실게임은 조금도 오차가 없는 법이다. 과거와 달리 21세기 들어 영혼들이 요즘 집단화가 되어 있어서 그들을 몸에서 끄집어내어 천도하는 데 굉장한 능력이 있지 않으면 불가능하다.

갈수록 정신이상이 많아지는 것도 사람의 몸에 달라붙는 외부의 영혼들이 많기 때문이다. 일으키는 질병의 수가 복잡하고 많기 때문이다. 그래서 이들에 대한 정보와 원하는 바를 정확하게 알아서 깨끗하게 마감시킨다. 영혼은 뜻을 전하려 왔지만 사람에게 그 통역이 되지 않으니 병이 오고 고통이 온다. 이를 매개해서 뜻을 파악하고 원망을 풀어주면 대부분 사람의 몸에서 벗어나 홀가분하게 하늘로 떠난다. 동물도 배고픔이 해결되면 산으로 돌아가는 것과 같은 이치다.

그러나 드물게 몸에 달라붙어 당사자의 목숨을 원하는 악령도 있다. 너 죽고 나 죽자는 식이다. 귀신이 되어서라도 괴롭히겠다는 말처럼 억울하게 죽었으니 몸에 달라붙어 떨어지지 않는다. 그런 악령들은 강력한 기공으로 제압해야 한다. 기공은 환한 빛의 결정체이고 악령은 그 위력에 눌려 떠나지 않을 수가 없다.

"살아 있는 사람이든 죽어 떠도는 영혼이든 저승은 두려운 존재입니다. 한 번도 가보지 못한 곳이니까요. 그러나 도법을 알면 두려움도 없고 하늘의 순리에 따라 편안하게 갈 수 있습니다. 사후세계를 모르는 자는 죽음의 세계가 두려울 수밖에 없습니다. 누구에게나 아무런 정보도 없고 가진 것도 없이 한 번도 가지 않았던 낯선 곳으로 간다는 것은 무서운 법입니다."

영혼이 가는 길

그는 죽음 이후에 육신은 사라지고 남은 영혼은 혼자서 그 먼 길을 길 안내자 없이는 가지 못한다고 했다. 영혼은 가는 길도 모른다. 사람이 죽으면 49제를 지내는 이유도 이생에서 떠나 저승으로 가기까지 긴 터널을 지나고, 강을 건너는 등 일곱 개의 관문을 칠일마다 한 관문씩 통관하기 때문이다. 정상적으로 사후세계로 들어가기까지 걸리는 시간이 바로 49일이다.

"백불기공은 그 동안 영혼의 나이, 이름, 원하는 것 등 모든 정보를 받아 쥐고 그들을 제도하고 법문을 들려주어 영혼들의 원망을 소멸시켜 줍니다. 그들은 주로 복수심에 사로잡혀 있는 경우가 많습니다. 최근 들어서는 갈수록 태령들이 늘어나고 있습니다. 자기의 생명체를 손과 발, 머리를 갈가리 찢겨져 죽었으니 그 복수심으로 무차별적으로 공격하는 것이지요. 또 죽어보니 죄가 많아 저승은 가기 두렵고 자식이나 혈육에게 빌붙어 사는 영혼들도 너무나 많습니다. 이를 설득하고 다스려서 저승세계로 보내야 합니다. 이는 암을 제거하는 것과 같습니다. 암을 제거할 때 정상세포와 완전히 분리해야 하지 않습니까? 악령들은 십자가를 들이대고 말로 해서는 좀처럼 떨어져나가지 않습니다. 형식에 그치는 것은 아무 의미가 없습니다. 팥을 던진다고 해서 악령들이 겁을 내지 않습니다. 팥을 던지는 팔만 아프지 영혼이 겁을 먹지 않습니다. 그렇게 해서는 병이 낫지 않습니다."

그는 영혼들이 천계로 돌아가게 하기 위해서는 영통력과 신통력이 있어야 한다고 강조했다. 영혼과 서로 이야기를 하고 그 사연을 파악해서 명확하게 판단을 내려야 한다. 집착이 강한 영혼들에게는 도력과 원력으로 강제로 떼어놓는다. 그 이치는 깡패나 건달들이 좋은 말을 해서 듣지 않으면 그들보다 더 강한 힘으로 제압하면 바로 고개를 숙이거나 무릎을 꿇고 떠나가는 것과 같다. 부드러움과 강함을 이용하여 조화롭게 다스리는 것이다.

"그게 바로 미륵의 법력입니다."

그는 미국이 세계의 분쟁지역에 처음에는 외교력을 발휘하지만 그게 되지 않을 때는 군사력을 동원해 이를 해결하는 방법과 같다고 비교했다. 영혼들을 천도하는 미륵의 법은 부드러움과 강함을 겸비하고 있다는 것이다. 영혼을 천도하게 되면 그 영혼은 지상에서의 일들에 대한 대가를 치르고 그 결과에 따라 사람이나 짐승 등의 몸을 얻어 윤회하게 된다. 그는 진정한 기능력자는 영혼이 살았을 때의 집착과 미망, 원망과 한스러움을 벗어나게 해야 한다고 말했다. 인연 따라 모였다가 흩어지는데 이승에 집작을 가져본들 아무 소용이 없지만 빙의된 영혼들은 이런 집착과 원망에서 벗어나지 않기 때문에 미륵의 법력을 통한 백불기공으로 제도해서 빛을 보여주고 그 빛을 따라 천계로 돌아가는 길을 열어주어야 한다고 했다.

치유기공의 사례

영혼들이 사람들의 몸 속에 자리잡아 자살에 이르기도 하고 질병과 정신분열을 일으키게 하는 수많은 현상을 무시해서는 안 된다. 빙의 과정이 진행되면 몸 안에 영혼들이 드나드는 통로가 생기고 육신의 고통도 심해지며 수많은 질병도 일으킨다. 외부의 영혼이 침투해 일어난 병은 치유기공만이 다스릴 수 있다. 영혼들은 냉하기 때문에 체온이 있는 인간들의 몸에 숨어든다. 『성경』에도 보면 열두 제자를 불러 악령들을 제어하는 권

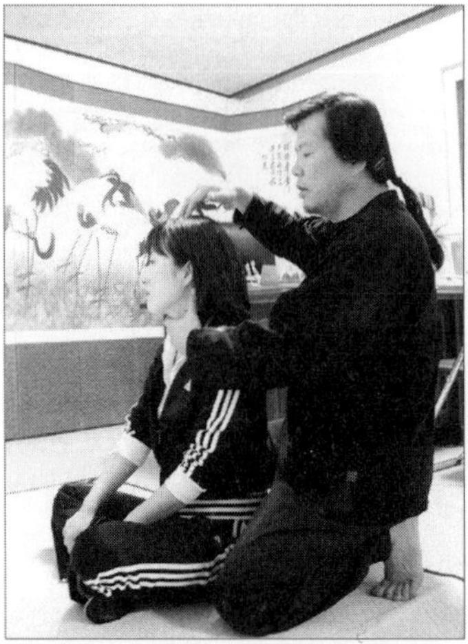

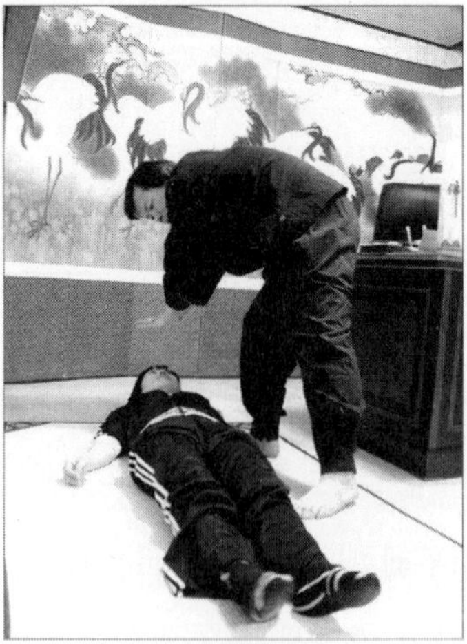

능을 주시어 그것들을 쫓아내고 병자와 허약한 사람들을 모두 고쳐주었다고 나와 있다.

마가복음 9장 17절에는 악령에 걸려 말을 하지 못하는 어린 아들을 예수가 성령으로 꾸짖어 치유하는 장면이 나와 있다.

악령이 아이에게 심한 발작을 일으켜 놓고 나가버렸다. 아이가 죽은 것같이 되자 사람들은 모두 이 아이가 죽었구나 하고 웅성거렸다. 그러나 예수께서 아이의 손을 잡아 일으키시자 그 아이는 벌떡 일어났다.

이처럼 악령, 즉 사람에게 달려드는 빙의 현상의 역사는 아주 오래된 것이다.

이런 빙의로 일어나는 현상에 대해 비과학적이라고 무시하는 동안 영혼들이 일으키는 피해는 점점 커진다. 이들의 몸에 달라붙은 영혼들이 어떤 연유로 왔는지를 파악해서 이들을 사후 세계로 인도해야 이로 인해 병든 이들은 회복해서 정상적인 삶을 살 수 있다.

● 자폐증과 간질

자폐증이 있는 어린아이들은 집중력이 현저히 떨어지거나

특정한 물건이나 행동에 강하게 반응하기 때문에 가만히 앉아서 치유기공을 받지 못한다. 그들은 전반적으로 발달장애를 초래하고 욕구도 정확하게 나타내지 못한다. 한두 가지 물건에 집착하거나 같은 행동을 반복하며 계속 돌아다니거나 입을 씰룩거리고 풀쩍풀쩍 의미 없이 뛰기도 한다. 다행인 것은 어린애들의 경우는 경락이 막하지 않는 경우가 많아서 치유기공은 놀라운 효과를 보인다.

자폐아는 단순히 유전적이거나 염색체에 이상이 있다기보다 빙의가 된 경우가 상당히 많다. 이들은 조상이나 자폐아의 가족과 인연이 있는 영혼들이 태어나면서 어린아이의 영혼에 달라붙어 있다. 이런 경우는 부모와 함께 치료를 받아야 한다. 주로 부모의 업 때문에 자녀에게 이런 불행이 주어지는 경우가 많다. 그래서 부모의 경락을 통해서 빙의된 영혼이 누구이며 무슨 이유로 붙어 있는지를 밝히고 천도를 한 다음 아이의 백회혈에 집중적으로 기를 투하하면 의외로 쉽게 완치가 된다. 어머니의 손에 끌려온 10살 난 남자아이도 어려서 죽은 친척의 영혼과 태아의 영혼이 달라붙어 있었다. 그들 영혼을 제도하고 6개월 간의 기공 치유 이후 놀라운 회복 속도를 보였다.

부모의 몸을 통해서 아이의 몸에 붙은 영혼을 찾아내는 백불기공은 당사자에게 어느 정도 힘들기 때문에 이러한 업식을 받아들이고 스스로 인내하지 못하면 그 영혼들에 대한 정확한 출처와 원인을 완전히 밝혀내지 못하므로 제도하기 어렵다. 부모가 된 죄로 그런 아픔도 견디어 내어야 한다.

간질은 갑자기 정신을 잃고 넘어지면서 입으로 거품을 품고 경련을 일으킨다. 일정한 시간이 지나면 의식을 회복하지만 발작 당시의 상황을 전혀 기억하지 못한다. 간질 환자는 뇌에 손상이 없을 뿐 아니라 지능이나 정신도 정상적이며 발작이 없을 때에는 정상적인 생활을 한다. 예기치 않은 한 순간 발작이 일어난다.

스트레스가 많으면 더 자주 발작이 일어나기도 한다. 간질 환자는 이런 발작을 예방하는 항경련제를 일생 복용해야 하는데 기공 측면에서 보면 뇌세포의 이상작용으로 가스가 차는 일시적인 현상으로 본다. 이런 환자를 체크해보면 의외로 빙의돼 있는 경우도 적지 않다. 그들 몸에 달라붙은 영혼을 제거하고 기공치유를 하면, 특히 간질의 경우는 빠른 회복세를 보인다.

부모의 손에 끌려온 유치원생 여자아이는 돌이 지나면서부터 이유 없이 심한 경기를 하더니 시간이 갈수록 간질이 발작하는 횟수가 잦아지고 자폐증상까지 나타났다고 한다. 그 뒤 부모는 무려 6년간 용하다는 곳을 찾아다니지 않는 곳이 없으나 거의 차도가 없었다는 것이다. 이 여자아이의 경우는 소아

간질과 자폐증의 복합증상을 앓고 있었다. 이런 경우는 부모와 같이 치유기공을 받아야 한다. 왜냐하면 아이의 몸에서 태령과 할머니의 영혼이 들어와 있었기 때문이었다. 영혼을 천도하고 백불기공을 받으면서 여자아이는 발작 횟수가 현저히 줄어들고 책도 읽기 시작했다. 자녀에 대한 사랑이 워낙 애틋해서 효과도 더 좋았다. 특히 간질은 뇌에 산소공급이 원활하지 않아 일어나는 일종의 전기방전 현상으로 뇌세포가 일시적으로 마비되면서 생기기 때문에 기공으로 뇌세포에 산소공급을 충분히 하면 쉽게 완치가 되고 재발이 되지 않는다.

특히 자폐증이나 간질은 어린아이의 경우 어른보다 훨씬 빠른 회복세를 보인다. 이는 어른에 비해 마음이 순수하고 약물에 대한 중독도 적고 몸의 경락도 막히지 않아서 치유 속도가 빠르기 때문이다.

● 우울증과 정신분열증

우울증 때문에 자살하는 사람들이 많다. 정신적인 심각한 혼란을 불러일으키기도 한다. 이는 우리나라의 문제뿐 아니라 전세계적인 문제이다. 흔히들 우울증을 유전적인 문제로 보고 가족력도 찾아본다. 이는 서구사회에서도 심각한 사회문제가 되고 있다. 우울증이 심해지면 죽음에 대한 충동을 극심하게 느낀다. 우울증에 대한 다양한 연구와 약물이 있지만 계속 약물을 복용하는 것 외에 별다른 방법이 없고 그 약물은 갈수록 늘어만 간다. 우울증의 증상은 불면증이나 지나친 슬픔과 자기연민과 증오, 무감각과 무기력의 증세가 나타난다. 자신을 통제할 수 없을 정도로 지독하게 슬프고 살아야 할 아무런 이유가 없으며 세상에는 아무런 즐거운 일도 없고 해서 극단적인 죽음을 선택한다.

정신의학에서는 우울증을 뇌세포의 전기화학적 반응의 균형이 깨졌다고 보고 약물을 투여하지만 이는 일시적 치료일 뿐이다. 일생 약물을 복용해야 하고 약을 끊으면 자신을 해치는 행동이 일어나기도 한다. 이런 정신적인 혼란은 영혼의 문제로 파악해야 한다.

우울증의 원인은 고문이나 억울한 일, 슬픔이 너무 지나친 일을 겪은 충격에서도 비롯된다. 이렇게 심신이 쇠약하면 다른 영혼이 몸을 침투해서 정신을 혼란시키고 엉뚱한 호르몬을 지나치게 분비시키거나 아예 중지시킴으로써 정상적인 생활을 방해한다. 우울증으로 자살을 시도하는 경우에는 내부에 침입한 다른 영혼들이 개입하고 있다. 이들은 생전에 앓던 증상을 되풀이한다.

정신분열증은 우리나라 정신병원의 입원 환자 가운데 60%

이상을 차지할 정도로 심각하면서도 만성적인 질환이다. 조기에 치료하면 조절이 가능하다고 하지만 재발이 잘 되는 특성이 있다. 병이 진행됨에 따라 의미를 알 수 없는 행동을 반복적으로 한다. 대부분 사춘기에 생기지만 삼십대가 넘어서 생기기도 한다. 이 병의 원인은 밝혀지지 않으나 대부분 유전적인 요인도 많다고 한다. 최근에는 성장환경이나 호르몬 결핍과 대사장애 때문에 일어난다는 이론도 있다.

정신분열은 주로 자기파괴적인 우울증과는 달리 도무지 이해할 수 없는 돌발적인 행동을 많이 한다. 정신분열이 지속될수록 감정이 비현실적이고 조절이 안 되며 웃고 울기를 되풀이한다. 어떤 물건에 편집증적인 증세를 보이기도 한다. 피해망상에 시달리거나 누가 자신을 죽일 것 같은 두려움 때문에 상대를 갑자기 공격하기도 한다. 우울증이나 정신분열이 오래 되면 치매 증상도 나타나고 일생 시설에 갇혀 살게 된다.

모든 병이 그렇지만 특히 이런 우울증이나 정신 질환의 경우는 치유기공이 탁월한 효과를 보인다. 30대 중반의 노총각이 어머니와 함께 찾아왔다. 그는 중학교 때부터 벽만 쳐다보고 앉아 있는 등의 정신분열 증세를 보여서 정신과 치료를 오래 받았으나 별로 차도가 없었다.

그는 정신과 전문의의 소개로 찾아왔다. 어머니가 아들의 병명을 말하는 중에도 노래를 부르고 히죽거렸다. 밤마다 몽정을 하고 이상한 성적인 꿈을 꾼다는 것이 한눈에 보기에도 이상했다. 그의 몸에는 네 명의 서로 다른 젊은 여자 영혼이 들어 있었다, 이들의 영혼을 제도하고 집중적인 치유기공을 통해서 건강한 청년이 되었다.

● 빙의된 영혼의 천도 사례

외부의 영혼이 침투한 사례는 그 자체로 기록으로 남겨져 있다. 수없이 많은 사례 가운데 여러 연령대의 영혼이 한 몸 속에 침투한 사례를 정리해본다.

49살의 여자는 무속인이었다. 그녀는 바닷가 마을에 살면서 죽은 어부들의 영혼을 건지는 굿을 많이 했다. 특히 그녀는 뱀을 잡아먹고 재난이 일어나는 집안의 굿을 이상하게도 도맡아 했는데 어느 때부터 바다 안으로 걸어가고 머릿속에서 무엇인가 기어가는 듯한 느낌이 들어서 일상생활을 거의 하지 못하고 수면제로 살다시피 했다.

이 여자의 몸 속에는 놀랍게도 물에 빠진 영혼들과 뱀의 영혼들이 있었다. 여자는 백불기공을 투입하자 뱀의 흉내를 냈다. 더욱 기이한 것은 일본 군가를 부르고 칼을 휘두르는 흉내를 냈다. 또 시댁 조상과 친정댁 조상이 서로 몸 속에 들어앉아서 싸움을 하고 있었다. 그녀의 신맥마다 영혼들이 들어 있었다. 여기에서 볼 수 있는 것은 뱀이나 개 등 동물들의 영혼들도 사람의 몸에 달라붙어 괴롭힌다는 사실을 알 수 있다. 천도제를 지내고 치유기공을 받고서 그 증세가 없어졌다.

46세 여자는 첫 번째 결혼에 실패한 후 총각이었던 남자를 만나 5살 난 딸을 두었다. 그런데 결혼할 날을 잡으면서 여자에게 이상증세가 갑자기 나타났다. 날마다 소주를 마시고 집안 살림은 아예 하지 않았다. 남편이 술병을 감춰두면 족집게처럼 찾아내었다. 그녀는 평상시에도 입을 우물거리고 술을 마시는 흉내를 냈다. 결혼식을 2주 앞두고 남자의 손에 끌려 왔다. 그녀의 몸 속에는 젊어서 술병으로 죽은 큰 오빠의 영혼이 들어가 있었다. 이 영혼을 제도하자 정상적인 생활로 돌아왔다.

35살의 남자 A는 여러 번 자살을 시도하고 수없이 정신과 치료를 받았으나 아무런 차도가 없었다. 두통이 너무 심하고 한 번 발작하면 며칠 동안 아무 것도 먹지 않았는데 뇌에는 아무런 기질적인 병변이 없다고 했다. 작은 암자를 운영하고 있는 어머니의 손에 이끌려 왔다. 사회생활이 불가능할 정도라고 어머니는 하염없이 울었다. 아들이 이상증세를 보인 지 5년 정도 되었다고 했다. 보통 몸에 든 영혼들 중에 가장 오래된 영혼을 제압하면 나머지 영혼들은 겁을 집어먹어 따라나오게 마련이다. 그의 목줄기에 손을 대고 기공을 투입하자 남자의 입에서 긴 한숨이 나왔다.

백불 : 너는 누구냐?

A : 여자.

백불 : 어떻게 죽었는가?

A : 굶어서.

백불 : 나이는?

A : 네 살.

백불 : 이름은?

A : 모릅니다. 절대 모릅니다.

백불 : 굶어서 죽었으니 얼마나 억울하겠느냐. 이제 나와서 저승길을 가야 한다.

A : 안 나갑니다. 정말 착하게 살았는데 그만 억울하게 죽었습니다.

백불 : 어떻게 이 사람 몸에 들어왔나?

A : 폭포에 빠졌을 때 그때 싹 들어왔습니다.

백불 : 몸에 들어온 지 몇 년이 되었느냐?

A : 얼마 안 됐습니다. 5년.

백불 : 암자 아래 폭포에서 들어왔지?

A : 기억에 안 납니다.

백불 : 거짓말 하지 마라. 너희 영혼들은 거짓말을 잘한다.

A : 물에 뛰어들기에 그때 들어왔습니다.

백불 : 이름을 말하지 않겠느냐?

A : 모릅니다.

백불 : 말 안 하면 할 수 없다. 말을 하도록 해주겠다. 이제 너는 더 큰 고통을 받아야 한다.

(그는 A의 몸에 기를 투입했다. 강한 기공을 투사할수록 영혼은 몹시 고통스러워하고 사실을 말하지 않을 수가 없다. 오래 뿌리가 박힌 외부 영혼일수록 강한 에너지를 투입해야만 이들의 항복을 받을 수 있다.)

A : 이진미.

백불 : 정말이냐? 나이도 몇 살인지 정확히 말해라.

A : 이진미, 맞아요. 여덟 살. 폭포에 놀러 와서 부모가 나를 버리고 갔어요. 그래서 이 오빠 몸에 들어왔어요. 배가 고파요.

백불 : 그래, 얼마나 원망이 컸겠느냐? 저기 제사상에 과일도 있고 떡도 있고 과자도 있다.

A : 너무 오래 같이 살아서 정이 들었어요. 못 나가겠어요.

백불 : 법당으로 가거라. 착하지. 살아 있는 몸에 들어오면 안 된다.

A : 못 가겠어요. 어디로 가야 할지 몰라서 못 가겠어요.

백불 : 천상으로 가게 해줄 테니 가거라. 알았지? 안 나가면 혼을 낸다.

A : 혼 안 낸다고 제발 약속해 주세요.

백불 : 그래.

A : 그래도 가기 싫어요. 무서워요. 밖에 있는 것 다 먹어도 되나요? 얼마나 굶었는지 몰라요. 일 년에 한 번 폭포에 사람들이 제사를 지내면 그때 조금 얻어 먹었어요.

백불 : 그래, 다 먹어도 된다.

A : 절대 혼내지 마세요.

백불 : 오냐, 불쌍한 것, 부모에게 버림받았으니 얼마나 힘들었겠느냐? 천상에 올라가 새 몸을 받아 이번에는 좋은 부모에게서 태어나거라. 두 번 다시 버림받지 않을 거다. 지금 이 몸에서 나가면 혼내지 않는다. 자 이제 가거라.

(기공을 투입하자 A의 몸에서 어린 영혼이 빠져나갔다. 이번에는 A의 가슴팍을 누르자 A가 비명을 질렀다.)

백불 : 자, 누구냐? 여기 숨어 있는 줄 다 알고 있다. 왜 들어와

서 청춘이 구만 리 같은 청년을 괴롭히느냐?

A : 여자예요. 이 사람하고 나이가 비슷해요. 서른다섯.

백불 : 이름은?

A : 내 이름은 너무 많아서 몰라요. 지혜, 이름 예쁘지요?

백불 : 본래 호적에 있는 이름을 말해라!

A : 애숙.

백불 : 성은 무엇이냐?

A : 기억이 안 나요. 성도 너무 많았어요.

백불 : 성을 알아야 좋은 곳으로 보내줄 수 있다. 너희들이 산 사람의 몸에 들어오면 더 업장이 깊어진다. 생각이 나지 않으면 기억이 나도록 해주겠다.

(기 에너지를 넣자 A가 비명을 지르며 대답했다.)

A : 김애숙.

백불 : 언제 들어왔지?

A : 언제 들어왔는지 너무 오래 되어서 모르겠어요. 금방 나갈 거예요.

백불 : 거짓말하지 마라. 말을 들으면 자비와 관용, 사랑으로 천상으로 보내주겠지만 거짓말을 하면 큰 벌을 받는다. 무슨 사연이 있는지 바른 대로 답해라.

A : 가출해서 놀다가 술집에 다녔어요. 남자 때문에 자살했어

요.

백불 : 어떻게 죽었나?

A : 약을 먹었어요. 수면제를 한 주먹 먹었어요. 남자가 내가 번 돈을 다 빼앗아가고 몸도 망가지게 하고 차버렸어요.

백불 : 그래서 이 청년이 계속 머리가 아프고 하품을 하고 잠을 자게 하느냐? 이게 내가 한 짓이지?

A : 그랬어요. 나도 너무 머리가 아파요, 남자들이라면 이가 갈려요.

백불 : 이제 몸에서 나가거라.

A : 싫어요. 이 사람을 더 괴롭힐래요.

백불 : 사후세계를 열어줄 테니 공부해서 좋은 몸으로 다시 나야지.

A : 안 나갈래요. 같이 술 마시고 술이 취하면 몇날 며칠 같이 잘래요.

백불 : 가엽긴 하지만 더 고통을 겪고 나가겠느냐? 그러면 더 고통스럽다. 젊은 나이에 죽었으니 김애숙은 이제 나가거라. 자 여기 술을 한 잔 주마.

A : 술집에 나가면서 제 이름을 숨기고 살았는데 그게 너무 서러워요. 이렇게 이름을 불러주니 고맙네요.

(A에게 술을 가져다주니 A는 벌떡 일어나 한 잔 마시고는 기

진맥진한 듯이 누웠다. 여자의 영혼이 나갔다. 그러나 A의 몸에는 다른 영혼들이 많이 뒤엉켜 있었다. 오른쪽 어깨 견정자리를 누르고 기공을 투하해서 누구냐고 묻자 남자라고 대답했다.)

백불 : 너는 몇 살이냐?

A : 다섯 살, 엄마가 너무 보고 싶어.

백불 : 언제 들어왔지?

A : 몰라, 엄마 보고 싶어요.

백불 : 그러면 엄마한테 가야지. 왜 여기 들어와 있어?

A : 아프다고 잘해주니까. 먹을 것도 주고, 엄마한테 한 번도 사랑을 못 받았는데 아저씨 엄마는 너무 잘 해줘. 그래서 들어왔어요.

백불 : 언제 들어왔지?

A : 5년 되었어요. 아저씨가 약을 한 주먹 먹고 병원에 갔을 때 그때 들어왔어요.

백불 : 너도 병원에 있었느냐?

A : 엄마가 나를 버렸어요. 고아원에 있었는데 이유도 없이 아팠어요. 병원에는 아무도 찾아오지 않았어요. 엄마 이름도 몰라요.

백불 : 네 이름이 뭐냐?

A : 곽동일. 이건 고아원에서 지어준 이름이어요. 정말 내 이름은 없어요.

백불 : 참으로 가엽구나. 이제 하늘로 가서 좋은 몸을 받아야 한다.

A : 싫어요, 이 아저씨가 잘해줘요. 너무 따뜻해서 가기 싫어요. 나한테 친구 같고 형 같고 아버지 같아서 나가기 싫어요.

백불 : 너하고는 아무 관계가 없으니 이제 그만 나가서 법당에서 기다리고 있어라. 하늘에 천도할 때 그때 가야 한다. 하고 싶은 이야기가 있으면 하고 가거라.

A : 아저씨가 여자 사귀는 게 싫어서 막 방해했어요. 아저씨하고 방에서 가만히 누워 있으면 아저씨 엄마가 맛있는 거 많이 줘요. 떡도 주고, 과일도 주고, 과자도 주는데 여자 만나면 커피만 먹는 게 싫었어요. 그래서 방해했어요. 아저씨가 젊은 여자에게 잘 보이려고 양복을 입고 나가는 게 싫어서 머리를 너무 아프게 만들어 못 나가게 했어요. 어떤 날은 여자와 같이 있는 게 너무 싫어서 눈알을 핑핑 돌게 했어요. 그러면 머리가 깨지는 것처럼 아프고 어지러워요. 막 토하게 해서 여자가 도망가게 했어요. 나는 아저씨하고 살 거야. 이 아저씨가 너무 좋아. 아주 좋아.

백불 : 이제 나가라. 네가 살 곳이 아니다. 하늘로 가는 길을

열어줄 테니까 지금 가야 한다. 때가 되었다. 길을 안내할 테니 떠나야 한다.

A : 그러면 아저씨 엄마한테 갈까요?

백불 : 그러면 안 된다. 더 혼난다. 자, 이제 내려서야지

(기를 투하하자 어린 곽동일의 영혼이 빠져나갔다. A의 명치를 누르자 A가 갑자기 욕을 해대기 시작했다. 좀 전까지만 해도 어린애 목소리를 내었던 A는 거칠게 변했다.)

백불 : 자비와 관용을 베풀 때 말해라. 누구냐?

A : 아, 씨팔. 돌아버리겠다. 짜증이 너무 난다.

백불 : 네 정체를 밝혀라.

A : 세상 더럽다. 열나서 미치겠다.

(기 에너지를 투입하자 A가 비명을 지르며 대답했다.)

A : 나 말이오? 나는 부두에서 세게 놀았지. 건달이오.

백불 : 몇 살이냐?

A : 나이는 알아서 뭐하려고? 나는 새파란 총각이오.

백불 : 정확하게 몇 살이냐?

A : 그게 이제 와서 무슨 소용 있소? 이 사람보다야 조금 젊지. 스물여덟.

백불 : 네가 여기 들어가서 물건도 집어던지고 어머니에게 욕설도 하고 했느냐?

A : 우리는 서로 잘 통하지. 건달은 건달을 알아보는 법이오.

백불 : 너는 어떻게 죽었나?

A : 패싸움하다가 다른 깡패들한테 맞아죽었소. 원한을 품고 죽었지. 몽둥이로 맞고 칼에 찔려 죽었소.

백불 : 이 사람 몸에는 왜 들어왔나?

A : 갈 데를 몰라서 병실을 떠돌고 있는데 이 친구가 물에 뛰어들었다가 중환자실에 실려 오길래 쑥 들어왔소. 어머니 정성이 지극하더구먼. 나도 이런 어머니 있었으면 좋겠소.

백불 : 몸에 들어온 지 몇 년이 되었나?

A : 5년.

백불 : 어디서 들어왔지?

A : 좀 전에 말하지 않았소? 병원에서 들어왔소, 씨팔.

백불 : 이름이 뭐냐?

A : 죽었는데 이름이 뭐 필요합니까? 누가 내 제사를 지내주는 것도 아닌데.

백불 : 이름을 말해야 천상으로 천도할 수 있다. 좋게 말할 때 이름을 말해라. 건달답게 시원스럽게 말해라. 이 남자 몸에 들어가서 해를 입혀봐야 좋은 거 없다. 아직 너는 온통 찢어지고 머리가 부서진 채로 있구나. 빨리 여기서 나와야 다 고칠 수 있고 사후세계로 갈 수 있다.

A : 아직도 칼에 찔린 자리가 아프네. 씨팔, 온 몸이 다 쑤신다. 아, 너무 짜증이 난다. 좋은 데 보내주시오, 나는 이래봬도 약한 사람 괴롭히는 양아치는 아닙니다.

백불 : 그러면 이 사람 몸에서 나와야지. 왜 아무 연고도 없고 잘못도 없는 젊은 사람의 몸에서 들어가 이리 괴롭히느냐? 자 건달답게 이름을 말하고 나가거라.

A : 이수동입니다. 죽어서도 죽기 직전에 아픈 것처럼 그대로 아픕니다. 아, 너무 아파 죽겠다. 머리에서 여전히 피가 줄줄 납니다. 나는 나가기 싫습니다. 안 아프게 해줍니까? 몸이 다 부서졌어요.

백불 : 내가 다 고쳐서 사후의 길로 보내주마.

(기를 투하하자 건달 영혼이 빠져나갔다. 오른쪽 겨드랑이를 누르며 누구냐고 묻자, A는 눈을 떴다가 감더니 한숨을 잇달아 내쉬기 시작했다.)

백불 : 남자냐? 여자냐?

A : 아이구……. 숨이 막혀 죽겠다.

(A는 늙은 사람처럼 기침을 하며 한숨을 쉬었다.)

백불 : 누구 할머니인가요?

A : 말해본들 무슨 소용이 있나? 나는 말 안 하렵니다. 손주를 지켜줄라고 왔는데 이제 그냥 나가렵니다.

백불 : 이 청년과 어떤 관계입니까? 친할머니입니까? 바르게 이야기를 하셔야 하늘로 올려드립니다.

A : 저 손주가 어릴 때 내가 키웠습니다. 제 어미가 돈 번다고 일하러 가면 내가 다 먹이고 입혀줬지. 잘 살아야 하는데 저리 몹쓸 병에 걸려서 너무 불쌍합니다. 걱정이 되어서 왔습니다.

백불 : 그래도 이름을 밝혀 주십시오.

A : 김말분. 할미가 이름이 무슨 소용이 있습니까? 아이고 우리 손주가 너무 불쌍합니다. 장가도 못 가고 제 정신도 없고, 술이나 처먹고, 걸핏하면 수면제 털어먹으니 제발 우리 손주, 인간 만들어 주십시오. 몸에서 술냄새가 진동합니다.

백불 : 연세가 어떻게 되십니까?

A : 여든다섯, 이제 마음이 놓이니 그냥 나가렵니다. 우리 손주 잘 부탁합니다.

(할머니 영혼이 나가자 A는 기침을 해대고 가래를 뱉어냈다. 여전히 영혼들이 남아 있었다. 팔꿈치를 누르자 A가 말했다.)

A : 아. 나는 한이 많아서 절대로 못 나간다. 다른 것들은 겁이 나서 나가지만 나는 절대 안 된다. 얼마나 원한이 졌는데 나간단 말이냐?

백불 : A와는 어떤 사이냐?

A : 아무 사이도 아니다. 그냥 오다가다 만나서 몸 속에 들어와 살았다.

백불 : 남자냐? 여자냐? 솔직하게 말해라.

A : 여자지. 한 많은 서른 살에 자식도 없이 죽었다.

백불 : 한창 살 나이에 자식도 없이 죽었으니 한이 많은 것은 틀림이 없구나. 어디 사연을 들어보자. 속 시원히 털어놓으면 편할 것이다. 이 몸에 들어온 지 몇 년 되었나?

A : 2년 정도.

백불 : 이름이 뭐냐?

A : 박수정. 죽은 줄도 모르고 죽었어.

백불 : 무엇 때문에 죽었나? 누가 죽였나?

A : 기억에 안 납니다. 생각하기조차 싫어요. 그 놈이 날 죽였어요. 그리고 위장했어요. 자살했다고, 아, 내 돈, 내 돈 다 가져갔어요.

백불 : 그러면 돈 때문에 죽었구나. 그래서 한이 많겠구나.

A : 그래요. 돈 때문에 나를 죽였어요.

백불 : 어떻게 죽었지?

A : 직업소개소에서 알선받아 갔는데 자꾸 몸을 팔라고 해서요. 섬까지 갔어요. 거기서 남자를 만났는데, 자기들끼리 질투해서 날 죽였어. 내 돈도 다 가져갔어.

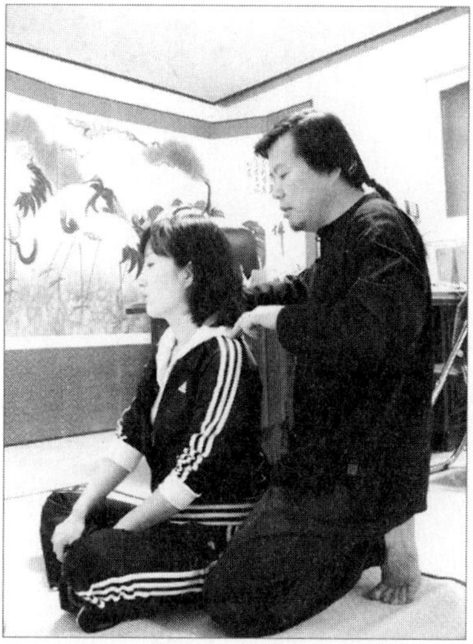

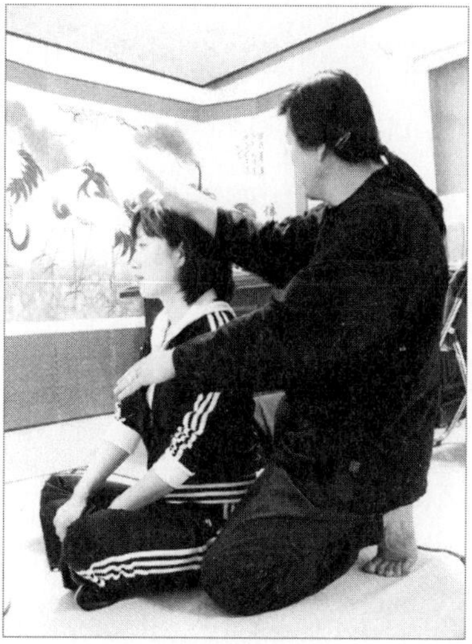

백불 : 안타까운 사연이구나. 이 몸에는 왜 들어왔나?

A : 혼자 여자도 모르고 사는 게 불쌍하고, 나도 외로워서 들어왔지. 서로 안고 자고 하니 정말 좋아요.

백불 : 어디서 들어왔느냐?

A : 이 산 주변에서 들어왔어. 총각이 불쌍해, 한창 젊은 나이에 독수공방하니 도와주려고 들어왔어요.

백불 : 네 마음을 알겠으니 이제 나가거라.

A : 싫어요, 이제 재미도 보고 맛있는 것도 먹고 몸 속에서 잘 사는데 왜 가요?

백불 : 여긴 죽은 이가 사는 곳이 아니다. 너희들은 너희들이 있는 곳으로 가야 한다. 너는 이 사람과 아무 상관이 없다. 사후세계로 가기 위해서는 이 몸에서 떠나야 해원해탈의 길이 열린다. 이제 족보를 다 밝혔으니 아무 걱정 말고 가도록 해라.

A : 어디로 가야 할지 모르겠어요. 여기저기 헤매다가 젊고 피도 뜨겁고 딱 내가 살기 좋은 곳인데 내가 왜 가요? 억울해요.

백불 : 그렇다면 할 수 없다. 구천에서 떠돌지 않고 사후세계로 가서 새로 태어나게 해주겠다.

(A의 몸에 기 에너지를 투하하자 A는 살려달라고 빌기 시작했다.)

A : 한 번만 봐주세요. 아무 해도 끼치지 않고 가만히 있을 테니 여기 살게 해주세요. 가슴이 답답해요. 정말 나가기 싫어요. 이 청년과 너무 정이 들었어요.

(A는 가슴을 치기 시작했다.)

백불 : 네가 이 청년의 정기를 다 빨아먹고 있다. 가여워서 타이르고 자비와 관용으로 다스리고 싶었지만 더 이상 나가지 않고 몸에서 자꾸 괴롭히면 도법의 칼 끝으로 네 영혼을 낱낱이 갈라내겠다.

(기를 투하하자 A가 버둥거렸다. 박수정의 영혼이 빠져나갔다. A의 아랫배 부분을 손을 누르고 기를 투하하며 누구냐고 물었다.)

백불 : 너는 누구냐?

A : 이름이 없어요.

백불 : 왜 이름이 없느냐?

A : 태어나지 못했어요.

백불 : 뱃속에서 죽었으니 태령이구나. 그런데 어떻게 해서 이 청년의 몸에 들어왔느냐?

A : 여동생이 내 엄마예요.

백불 : 그러면 이 청년의 여동생이 네 엄마라는 말이구나. 아들이냐, 딸이냐?

A : 딸.

백불 : 언제 몸에 들어왔느냐?

A : 2년. 딸이라고 유산시켰어요.

백불 : 그런데 왜 이 아저씨 몸에 들어왔느냐?

A : 아저씨 하고 있으면 엄마가 할머니와 삼촌 보러 자주 찾아와요. 엄마 몸 속에 들어가고 싶은데 엄마 뱃속에는 다른 아기가 자라고 있어요. 나도 다시 태어나서 사랑받고 싶어요.

백불 : 그래. 잘 생각했다. 다시 태어나려면 삼촌 몸에 남아 있어서는 안 된다. 빨리 나와서 별당으로 가거라. 이제 하루 빨리 새 몸을 받게 해주마. 너는 A에게 나쁜 짓을 했느냐?

A : 아무 일도 안 했어요.

백불 : 착하구나. 사후세계로 가야 다시 태어날 수 있다.

(어린 태령은 말을 잘 듣는 편이었다. A의 오른쪽 다리 임파선에 기를 투하했다.)

백불 : 누구냐?

A : 이웃집 여학생이에요.

백불 : 어떻게 들어왔나?

A : 너무 아프게 하지 마세요. 그러면 다 말하겠어요.

백불 : 그래 알겠다. 어떻게 죽었는지 말해봐라.

A : 가출했어요. 공부하기 싫어서 나갔는데 그만 불량배한테

당하고 다시 집에는 들어갈 용기가 안 나고 해서 건물 꼭대기에 올라가 떨어졌어요.

백불 : 이름이 뭐냐? 사후세계를 열어주마.

A : 강순지. 이 청년은 이웃집 친구에요. 나한테 관심도 많았어요. 여기 들어와 있으면 공부를 안 해도 되고 해서요. 이 청년의 어머니는 아들에게 너무 잘 해줘요. 우리 부모는 내가 어떻게 되어도 아무 관심이 없는데 이 어머니는 아들이 원하는 것이면 뭐든지 다 해줘요. 자가용도 사주고 아들이 원하는 것은 뭐든지 해주었어요. 나도 그런 대접을 받고 싶어서 들어왔어요. 그게 부러웠어요. 그런데 머리가 너무 아파요. 온 몸이 쑤시고 그래요.

백불 : 죽는 순간이 그대로 남아 있어서 그렇다. 일단 나오너라. 다친 영혼을 전부 고쳐서 사후세계로 보내주마.

A : 우리 부모는 늘 속을 썩인다고 차라리 나가 죽으라고 해서 홧김에 그만 뛰어내려 버렸어요.

백불 : 너도 부모 가슴에 못을 박았구나. 이제 원을 풀고 이 남자의 몸에서 내려서라.

A : 싫어요!

백불 : 정말 내려서지 않을 테냐?

(기 에너지를 투하하자 강순지 영혼이 빠져나왔다. A의 몸에

서는 정말 많은 외부 영혼들이 들어 있다가 빠져나왔다. 한이 많은 영혼들은 제사상을 차려 위로하고 사후세계를 열어준다. 딱 한 번으로 몸에 달라붙은 영혼들은 제거되어 하늘로 가게 되고, 쇠약해진 A는 치유기공을 받으면서 정상적인 생활로 돌아왔다.)

사실 믿기 어렵지만 위의 기록은 수많은 기록 중의 하나에 불과하다. 이런 사례들은 셀 수 없이 많다. 어떤 경우는 하늘의 선인이라는 가짜들이 들어와 있기도 하고 폐암으로 죽거나 물에 빠져 죽은 영혼들이 들어와 있는 경우도 있었다. 무엇보다 재미로 지네를 잡아 죽였던 경우에는 이런 벌레의 원혼들이 달라붙어 있는 특이한 경우도 있었다. 특히 뱀의 영혼은 자주 나왔다. 이러한 현상을 통해서 자신에게 해를 주지도 않는데 함부로 짐승들을 죽여서는 안 된다는 것을 보여준다.

인간 세상에도 여러 부서가 있고 관장하는 일이 다르듯이 하늘에서도 여러 부서가 있어 사람이 하는 일을 다 보고 있다. 과거와 현재, 미래는 분리될 수 없는 법이다. 젊은 날에 죽은 원혼들은 원망이 깊어서 사후세계로 좀처럼 가지 않으려 하고 가는 길도 모른다. 구천을 떠도는 이런 영혼들을 사후세계로 보내고 몸에 든 본디 영혼을 튼튼하게 단련하면 다시는 이런 외부 영혼의 침입을 받지 않는다. 이런 현상은 몸에 달라붙는 영혼으로 인해서 일어나는 수많은 고통과 질병의 문제는 더 이상 기피하거나 비과학적이라고 무시해서는 안 된다는 것을 알려준다.

어디로 와서 어디로 가는가?

— 과학의 불확실성을 넘어서

사람들은 누구나 궁금한 것 중에 하나는 "우리가 어디서 와서 어디로 가는가?" 하는 것이다. 수많은 대답이 있지만 여전히 그것들은 풀리지 않는 질문이다. 앞으로 시간이 많이 지나가서도 여전히 사람들은 질문할 것이다.

우리는 정말 어디서 와서 어디로 가는가?

오래 전부터 질문해왔고 앞으로도 거듭될 이 질문에 대해서 과거처럼 수많은 대답이 있을 것이다. 그 대답이 맞는지 아닌지 확인할 길은 없다. 궁극적인 질문은 풀리지는 않는다. 사람들은 지금 살고 있는 현실에서, 어디서 와서 어디로 가는지를 직접 체험하고 눈으로 보고 손으로 만질 수 있기를 바라지만 그런 기회는 좀처럼 주어지지 않는다.

요즘은 누구나 지구가 태양의 주위를 돈다는 것을 모르는 사람은 없다. 그렇지만 이런 지동설은 인류가 지구에 산 이후 수많은 시간이 지나서야 알려졌고 우리가 받아들였다. 중세시대까지 신이 창조한 지구가 우주의 중심이고, 태양이며 모든 별들이 지구 주위를 도는 천동설을 믿었다. 그래서 지동설을 주장하는 이들은 악마로 몰려서 감옥에 갇히거나 화형에 처해지는 벌을 받았다. 중세시대의 갈릴레이도 분명히 지구가 태양 주위를 돈다는 것을 알면서도 죽음에 처해질 것이 두려워 자신의 학설을 포기하고 말았다. 그러면서 그는 그래도 지구는 돈다고 중얼거렸다. 신부였던 코페르니쿠스도 자신이 죽고 나서야 지동설을 주장한 책이 나왔다. 이처럼 어떤 과학적 사실이 아무리 정당하다 해도 그것이 받아들여지기에는 길게는 수천 년이 걸릴 뿐 아니라 수많은 시련과 왜곡이 뒤따를 수밖에 없다. 그것이 보편적으로 받아들여지기에는 오랜 시간이 걸린다.

우주는 종말이 없다

지금 우주에는 보이저호, 두 대의 우주선이 태양계의 행성을 지나 끊임없이 항해하고 있다. 시속 4만5천 마일의 속도로 날아가면서 우주 너머를 항해하고 있는 우주선들을 만들어내는 초과학의 시대에 우리는 살고 있다. 그러나 동시에 지구 안에서 일어나는 수많은 현실에 대해 이해할 수 없거나 과학적으로 증명할 수 없는 시대 속에 살고 있다.

그러한 수많은 사실을 과학적으로 증명할 수 없기 때문에 그것이 비과학적인 것이라고 단정하고 심지어는 비난하는 경우가 많다. 또는 아예 미신으로 몰아세우기도 한다. 그러나 지나온 과학의 발달이 증명해 주듯이 이것은 아직도 과학의 영역이 지극히 제한되어 있고 불완전한 것이며, 따라서 앞으로 과학이 나아갈 길이 멀다는 것을 동시에 드러내는 것이다.

그래서 현실에서 더 현실을 극복하는 새로운 과학과 이성의 편에서 살아가기 위해서 우리는 과학의 불확실성을 인정하고 과학적 해석이 불가피한 사태에 대해 개방적이고 적극적인 사고와 행동을 모색해야 한다.

모래알처럼 우주의 별들이 많다고 하지만 그것이 정확하게 얼마인지는 모른다. 어떤 천문학자는 50억 년 뒤에는 태양이 부풀어 올라서 지구를 삼켜버린다고 하기도 하고, 또 다른 천문학자는 태양이 식어서 빙하기가 찾아온다고 한다. 이렇든 저렇든 너무 먼 앞날의 일이어서 그런 주장이 지금 우리의 생활에 이야기꺼리는 되겠지만 실제 어떤 영향도 미치지 못한다. 그것보다는 지구가 점점 따뜻해져서 기후변화가 심해지고 홍수와 지진이 일어나서 수많은 인명들과 자연들이 죽어가는 현실이 더 우리의 생활에 영향을 미친다.

인간이 농사를 짓고 짐승을 길러 지구에 산 지는 수십만 년에 불과하다. 그리고 아직도 전기나 자동차에 의지하지 않고 밀림에서 자기만의 방식을 그대로 유지하며 사는 소수민족들도 있는 게 사실이다. 이렇게 세상의 모습들이 바뀌어도 우주는 여전히 우주이다. 태초에 우주가 대폭발에서 생겼던지, 아니면 다른 어떤 이유에서 생겼던지 간에 우주는 아직도 과학으로 파악할 수 없는 무수한 별들이 있는 미지의 세계이다. 지금의 천문학으로 우주의 전모를 설명할 수 없다고 해서 우주를 부정할 수는 없다.

기의 세계는 현실이다

우주는 약 100억 개의 은하들로 이루어져 있고 그 중에 하나가 지구가 있는 우리 태양계이다. 태양도 하나의 작은 별에 불과하다. 태양이 은하계의 중심을 도는 동안 달과 소행성, 혜성

들은 태양 주위를 따라 돌고 있다,

지구는 태양으로부터 세 번째에 있는 별이다. 사람은 지구라는 작은 행성에서 진화해온 약 500억 종의 생물 가운데 하나일 뿐이다. 하지만 인간은 생각하는 동물이어서 우주선을 만들어 태양계 안의 수많은 별들을 탐사하고 있지만 지금까지 알 수 있었던 실체는 바닷가의 모래알 몇 개를 관찰한 것에 지나지 않는다.

우주에 대한 질문들은 여러 가지 있겠지만 과연 가장 큰 질문은 인간처럼 지적인 능력을 가진 생명체가 우주 어딘가에 살고 있을까 하는 질문이다. 지금까지의 노력으로 확인된 바는 아무 것도 없다. 다만 미확인 비행물체가 지구에서 발견되듯이 우주 어딘가에 인간과 비슷한 지적 능력을 지닌 생명체가 있을 것이라고 추측할 뿐이다. 지금까지 전 세계의 우주과학자들이 엄청난 비용을 들여서 우주 어딘가에 생물체를 발견하고자 했다. 그러나 그 실체를 파악하지 못했기 때문에 지구에 살고 있는 인간의 존재는 광활한 우주 전체에서 정말 소중하고 가치 있는 존재임은 틀림이 없다.

과학기술의 힘이 막강한 이유는 그것이 인간에게 편리함을 가져다주기 때문이다. 그러나 동시에 그 강력한 힘은 지구를 덮고 있는 오존층이 엷어지게 해왔다. 지구가 점점 따뜻해지면서 수많은 동물과 식물들이 사라지고 있다. 산성비와 생화학무기는 물론이거니와 독성화학물질이 자연을 오염시키고 환경호르몬은 인간에게 치명적인 질병을 일으킨다. 인간이 오존층을 파괴함으로써 자외선의 강도가 더 심해져서 악성 피부종양은 더 많이 생긴다. 항생제로도 죽지 않는 새로운 바이러스들도 속속 등장하고 있다.

이러한 과학기술의 발전에 필연적으로 따르는 폐기물들은 사람들에게 더 많은 피해를 준다. 그래서인지 현실적인 고통에서 벗어나기 위해서 사람들은 어느 시대에 할 것 없이 일어나고 있는 종말론이나 구원론에 기대고 있지만 그것 또한 아무런 문제를 해결하지 못할 뿐 아니라 오히려 더 많은 고통을 안겨줄 뿐이다.

인간은 수많은 생물체 중의 하나이지만 인간의 몸에서 어떻게 암이 생기고 질병으로 고통 받는지 의학은 정확한 이유를 밝혀내지 못한다. 병이 생기면 항생제 또는 발병 부위를 도려내는 제거술을 쓸 따름이지만 여전히 재발의 위험을 막을 수는 없다. 또 농약들이 땅을 오염시키고 해수면이 높아져서 수많은 섬들이 지구 표면에서 사라진다고 한다. 해수면이 올라가면 미시시피강뿐 아니라 황하, 양츠, 메콩강의 수위도 올라가 인구

밀집지역을 물로 덮칠 것이다. 어쩌면 『성경』에 나오는 노아의 대홍수가 실제 일어날지도 모른다.

과학적 인식으로 설명할 수 없는 것들, 그것은 과학이 불확실하고 과학이 여전히 완성되지 않은 것이며 그만큼 과학이 더 발전해야 한다는 것을 우리에게 알려주는 것이다. 실제 우리 생활에서도 일어나고 있지만 그것을 지금까지의 과학적이고 지적인 태도로는 이해하기 어렵다고 무시하거나 과학적으로 증명할 수 없다고 경멸하는 것은 바로 현실을 무시하는 태도이다.

'기의 세계'는 눈에 보이지 않는 어떤 실체이며 구체적으로 손으로 만질 수 없는 세계이다. 그것에 대한 열려 있는 시선이 현실에 대한 새로운 해결방법을 제시해줄 수 있다. 한 가지 분명한 점이 있는 것이다.

거듭 말하지만 '꿩 잡는 게 매'인 법이다.

현대의학으로 치료할 수 없는 질병들과 정신질환에 대해 여전히 서양의학만이 가지는 시각과 방법을 주장해서는 안 된다. 이제는 구체적으로 질병의 원인을 밝혀내고 정상적으로 회복시키는 기의 세계에 대해 귀를 기울이고 체계적인 연구에 나서야 한다. 그런 새로운 자세가 우리의 삶을 행복하게 가꾸고 '사람은 어디서 와서 어디로 가는가?'에 대한 근원적인 질문에 다

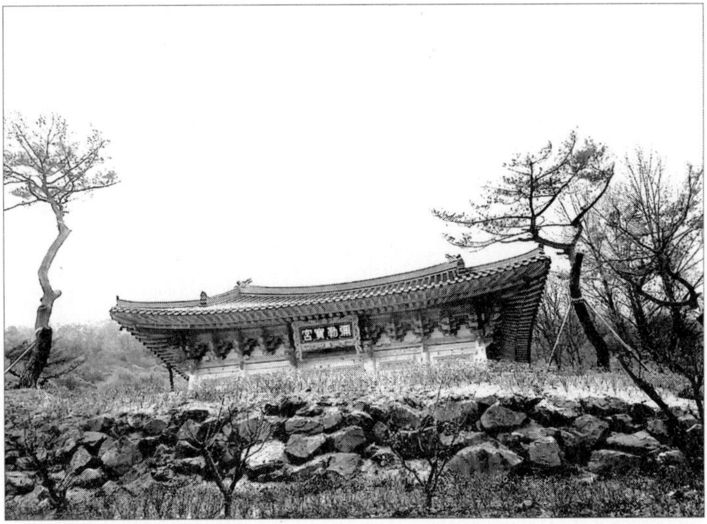

가서는 대답을 할 수가 있을 것이다.

그것에 대한 답을 스스로 알아갈 수 있는 것이 도법의 세계이다. 진정, 많은 사람들이 사후세계를 안다면 죽음에 대한 두려움도 없을 것이고 여유로운 삶을 살아가지 않겠는가 싶다. 또한 사람의 한평생에는 고통과 고난이 따르지만 인내와 근기를 품고 살아가면 언젠가 긴 터널이 끝나고 찬란한 태양이 떠오를 것이다.

돈과 행복이 따르는
건강 이야기

지은이_ 김장선 백불원·백기
펴낸이_ 조현석
펴낸곳_ 북인
디자인_ 홍숙

1판 1쇄_ 2015년 05월 25일
1판 2쇄_ 2015년 06월 30일
출판등록번호_ 313-2004-000111
주소_ 121-838 서울 마포구 서교동 467-4, 301호
전화_ 02-323-7767
팩스_ 02-323-7845

ISBN 978-89-97150-83-0　03510

책값은 뒤표지에 있습니다.
저자와 협의 아래 인지를 생략합니다.

이 책의 글과 그림에 관한 저작권은 저자와 출판사에 있습니다.
저자의 허락과 출판사의 동의 없이 무단 전제 및 복제를 금합니다.